PETITE BIBLIOTHÈQUE SCIEN[...]
A **2** FR. LE VOLUME

Conserver la couverture

LES

BOISSONS HYGIÉNIQUES

L'EAU ET LES FILTRES — L'EAU GLACÉE
LES EAUX MINÉRALES — LES EAUX GAZEUSES ARTIFICIELLES
LES INFUSIONS — LE THÉ, LE CAFÉ — LE LAIT
LES FRUITS ET LES BOISSONS DE FRUITS
LE CIDRE — LE VIN DE RAISIN SEC — LA BIÈRE

PAR

S. ZABOROWSKI

AVEC FIGURES INTERCALÉES DANS LE TEXTE

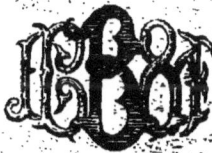

PARIS
LIBRAIRIE J.-B. BAILLIÈRE ET FILS
RUE HAUTEFEUILLE, 19, PRÈS DU BOULEVARD SAINT-GERMAIN

1889

LES

BOISSONS HYGIÉNIQUES

LES
BOISSONS HYGIÉNIQUES

L'EAU ET LES FILTRES — L'EAU GLACÉE
LES EAUX MINÉRALES — LES EAUX GAZEUSES ARTIFICIELLES
LES INFUSIONS — LE THÉ, LE CAFÉ — LE LAIT
LES FRUITS ET LES BOISSONS DE FRUITS
LE CIDRE — LE VIN DE RAISIN SEC — LA BIÈRE

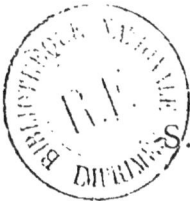

PAR

S. ZABOROWSKI

AVEC FIGURES INTERCALÉES DANS LE TEXTE

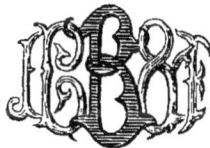

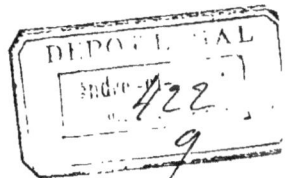

PARIS
LIBRAIRIE J.-B. BAILLIÈRE ET FILS
RUE HAUTEFEUILLE, 19, PRÈS DU BOULEVARD SAINT-GERMAIN
—
1889

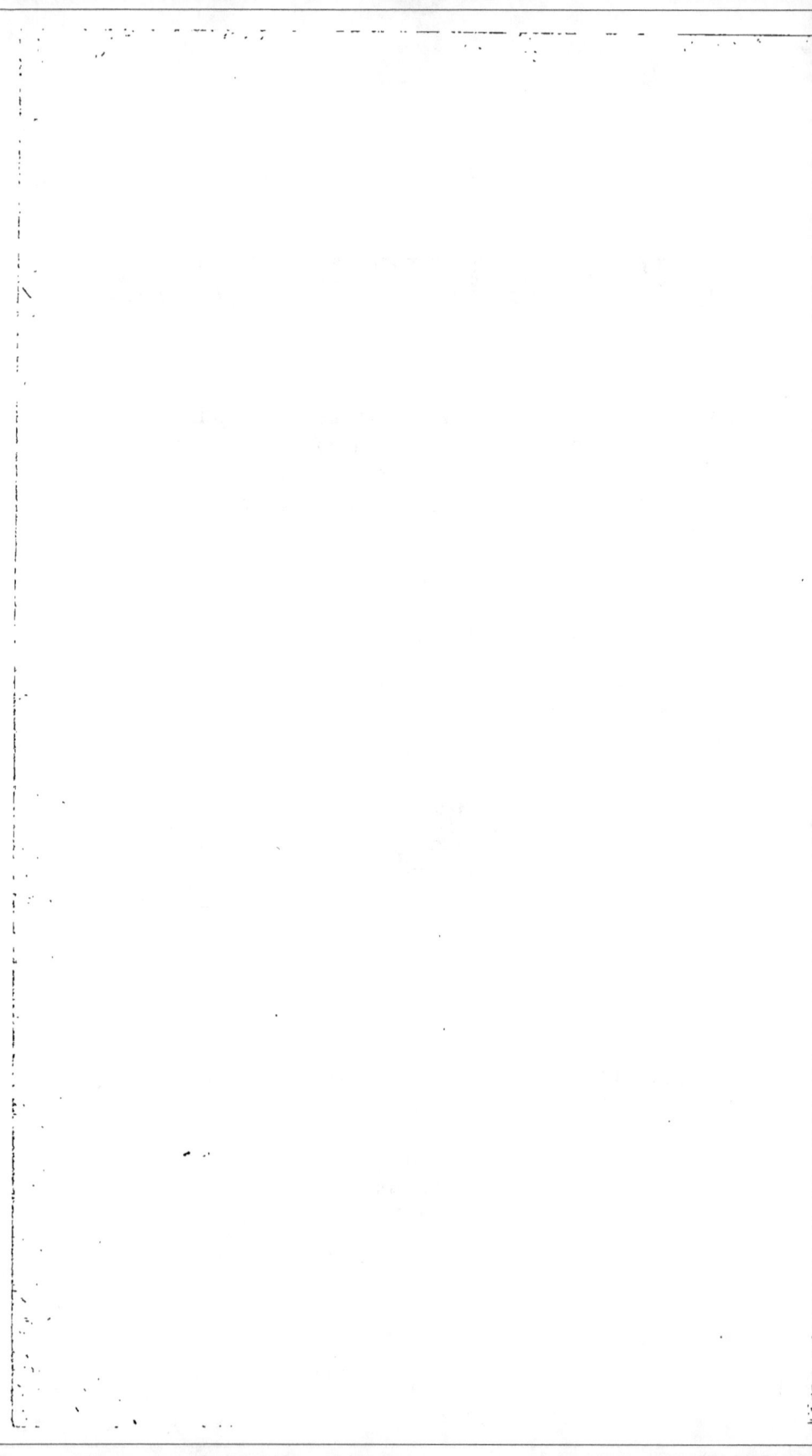

LES BOISSONS HYGIÉNIQUES

CHAPITRE PREMIER

I. L'EAU

La première des boissons hygiéniques est assurément l'eau.

Elle entre comme composante essentielle dans tous les tissus vivants. Aucun être ne peut s'en passer. Et il faut que l'homme lui-même en absorbe sous une forme ou sous une autre environ deux litres par jour. Les aliments seuls lui fournissent à peu près ce qu'il en perd par la respiration et les secrétions de la peau.

Mais l'eau peut-elle suffire comme bonne boisson ordinaire dans nos sociétés et sous quelles conditions ?

Il n'y a pas autrement lieu d'en recommander l'usage exclusif dans nos grandes villes, nous le verrons tout à l'heure.

Cependant des personnes ne sont pas rares, même dans ces villes, qui s'en contentent et se portent bien. Nous avons particulièrement à citer à cet égard l'exemple des végétariens. Il est toutefois au fond superflu de s'arrêter aux cas particuliers toujours peu convaincants. Chez plusieurs nations civilisées c'est encore l'eau, *prise exclùsivement*, qui est la boisson la plus usuelle. Dans l'Amérique du nord, en dépit des habitudes d'alcoolisme, et malgré l'abondance relative d'un vin indigène, d'un goût peu agréable d'ailleurs, on boit de l'eau au cours des repas, et les dames ne boivent que de l'eau. Dans la plus grande partie de l'Allemagne il en est de même. On boit peu aux repas, et si l'on boit, c'est un verre d'eau pure. Entre les repas, toutefois, les dames elles-mêmes boivent du café léger avec un peu de lait et parfois de la bière.

Dans la plus grande partie de la Russie, c'est l'eau

aussi qui est la seule boisson admise aux repas.

Il va sans dire que les sauvages boivent tous de l'eau habituellement, même ceux qui connaissent la fabrication de boissons fermentées. Il en est de même des immenses populations végétariennes du sud de l'Asie, etc. La majeure partie de l'humanité est donc restée au régime de l'eau pure.

Une bonne eau est par elle-même suffisamment digestive ; elle a une action calmante sur les estomacs fatigués ou échauffés. Dans bien des cas on est obligé d'en prescrire l'usage exclusif. Il est évident, d'ailleurs, qu'elle ne suffirait pas à elle seule pour corriger les effets d'aliments trop lourds et trop abondants, sauf sous les climats très froids. Très utile pour bien des malades, c'est aussi la meilleure boisson pour l'homme bien portant ; son usage correspondra à une alimentation rationnelle et à des habitudes modérées.

« L'eau de bonne qualité, a dit Tissot, facilite extrêmement la digestion ; fortifie, entretient toutes les évacuations ; prévient tous les engorgements, rend le sommeil plus tranquille, la tête et le génie plus nets, la mémoire plus ferme, les sens plus exquis, la gaieté plus constante, les mœurs plus douces. »

Des qualités et conditions de la bonne eau potable.
— Il ne suffit pas que l'eau soit pure pour être potable.
L'eau distillée n'est pas agréable au goût et ne répond
pas aux besoins de l'organisme. Elle est privée d'air et
de tout élément minéral. Or, toute substance saline re-
présentée dans l'économie doit figurer en certaines
proportions dans une bonne eau potable. Une bonne
eau potable est donc une eau légèrement minéralisée.
Elle doit être limpide, incolore ou présenter en grande
masse une teinte bleue-verdâtre. Sa température est
constante, fraîche sans être froide, d'environ $11°$ ou
oscillant de $8°$ à $15°$. Elle est bien aérée et contient
de 25 à 50 cent. cubes de gaz, dont 60 $°/_0$ d'oxygène
contre 30 $°/_0$ d'azote et 8 ou 10 $°/_0$ d'acide carbonique. Sa saveur légère et agréable est due à la présence des substances minérales et à l'absence de toute
matière organique et surtout de *matière organisée*.
La proportion des substances minérales dissoutes
doit être par litre de 13 à 50 centigr. Ces substances
sont le carbonate de chaux (de 0 gr. 04 à 0 gr. 17),
les chlorûres alcalins et en particulier, le chlorure
de sodium (de 0 gr. 004 à 0 gr. 015), les sulfates
de chaux, de magnésie, de la silice et des silicates,

un peu d'alumine, de peroxyde de fer et de fluor.

Lorsqu'elle renferme trop de carbonate de chaux et de sulfate de chaux, soit plus de o gr. 5 par litre, l'eau est lourde, crue, cuit mal les légumes, en particulier les légumes secs, et dissout mal le savon. Elle est dure au toucher, et quelque peu indigeste. Elle peut contenir o gr. 2 de sels magnésiens, et pas plus. Elle reste encore salubre, quoique moins digestive, avec excès de bicarbonate de chaux, jusqu'à 2 gr. par litre. Mais elle ne doit contenir que des traces de sulfate de chaux et pas de nitrate ou d'ammoniaque.

Sans même l'analyser, il est donc possible de reconnaître une bonne eau potable à sa saveur, à sa limpidité, à ses qualités digestives, à son aptitude à cuire les légumes et à dissoudre le savon.

Les *eaux de pluie* ne peuvent jamais réaliser ces conditions. Elles entraînent, en effet, avec elles toutes les impuretés de l'atmosphère. Elles se chargent non seulement des poussières et germes de toute nature, mais encore des gaz délétères qui s'élèvent de la surface du sol habité. Celles qu'on recueille ont, de plus, généralement lavé des toits salis par les poussières les plus lourdes et par les déjections des oiseaux. Même dans les campagnes, on ne peut en avoir qui soient exemptes de matières organiques, débris d'infusoires, algues, etc.

Leur composition varie naturellement suivant les localités, c'est-à-dire suivant la composition même de l'atmosphère locale. Ainsi on a calculé que 40 millions de quintaux d'acide sulfureux sont projetés dans l'atmosphère des îles Britanniques par la combustion de la houille. L'eau de pluie renferme, à Manchester, jusqu'à près d'un gramme et demi d'acide sulfureux par litre. Sous les pluies de ce genre, la végétation brûlée, jaunit. On a trouvé jusqu'à 2 mgr. 41 d'azote ammoniacale par litre d'eau de pluie, à Paris, à l'observatoire de Montsouris, et jusqu'à 7 mgr. 49, dans la ville industrielle de Glascow.

Comme boissons, toutes les eaux de pluie ont un goût de cru désagréable; toutes aussi deviennent rapidement putrides. Elles sont malsaines, notamment pendant l'été. Cependant, en bien des régions, on n'a que ces eaux pour les besoins domestiques. Il faut alors prendre certaines précautions essentielles.

Lorsqu'on les reçoit dans des citernes, celles-ci sont organisées pour qu'au début d'une pluie, l'eau n'y pénètre pas. Cette première eau rejetée est celle qui

purifie l'atmosphère et lave les toits. Sans cette précaution, toute l'eau de pluie, et ce système est préférable, ne doit pénétrer dans les citernes qu'après
avoir passé à travers un immense filtre, sorte de canal
ou de réservoir rempli de sable ou de charbon.

Dans la Vénétie, où l'on n'a que de l'eau de pluie, on
emploie pour la recueillir et la conserver un système
recommandable au point de vue économique et hygiénique. Une cuvette plus ou moins vaste est creusée
dans la terre meuble. Son fond et ses parois sont
garnis d'une couche d'argile. Au centre est édifié un
puits cimenté dans toute sa hauteur, sauf contre le
fond. Toute la cuvette au pourtour du puits est ensuite
remplie de sable. On a ainsi à la fois une citerne et
un puits artificiel. La pluie qui tombe sur son étendue
occupe les interstices du sable à la manière d'une
nappe souterraine ; elle s'emmagasine comme dans
un réservoir. Mais comme le puits par lequel on la tire
ne s'alimente que par le bas, on ne la consomme que
lorsqu'elle a traversé la couche de sable, que lorsqu'elle
a été filtrée. Le puits de la place Saint-Marc, à Venise,
est un puits de ce genre. Ces puits artificiels, d'ailleurs,
peuvent s'empoisonner comme les autres. Lorsqu'on

est obligé de se servir d'eau de pluie, il est donc pru-
dent de la filtrer, quelles que soient ses apparences.
Cette opération est aussi nécessaire, d'ailleurs, pour
l'eau de rivière que pour l'eau de pluie.

- Les *eaux de rivière* qui ont une triple origine, et
proviennent de la pluie, des sources et de la fonte des
neiges, sont en général plus aérées que les eaux de
pluie. Voici au point de vue de l'aération la composition de l'eau de Seine comparée à l'eau de pluie :

Pluie : 7,4 d'oxygène, 15,1 d'azote, 8,5 d'acide
carbonique.

Seine : 10, 1 d'oxygène, 21,4 d'azote, 22,6 d'acide
carbonique.

Les rivières se minéralisent dans leur cours, suivant les couches qu'elles traversent et sous l'influence
des températures élevées. Elles sont sous ce rapport
de qualités très variables. Mais ce qui domine tous
leurs autres caractères, c'est en général la proportion
des souillures organiques qu'elles reçoivent suivant
la longueur de leur cours et le nombre des centres
habités qu'elles traversent.

Les- eaux de rivière ont elles-mêmes un pouvoir
épurateur en rapport avec l'oxygène qu'elles contien-

nent. Mais il s'épuise avec ce gaz jusqu'à devenir nul, et il ne se reconstitue que lentement. Ainsi l'on voit la Seine dans la traversée de Paris perdre graduellement tout son oxygène pour ne le recouvrer ensuite qu'après Mantes.

La proportion d'oxygène est dans la Seine, par exemple :

De 9,32 cent. c. par litre à Corbeil.
De 8,05   —   au pont de la Tournelle.
De 5,99   —   à Auteuil.
De 1,05   —   à Epinay, après le déver-
                                sement des égouts.
De 6,12   —   à Poissy.

L'oxygène disparu est employé à la combustion des grandes quantités de matières organiques déversées dans le fleuve. Son absence a donc une double signi-fication également fâcheuse. L'eau de rivière polluée se distingue encore par l'augmentation du chlorure et des sulfates, la présence des sels ammoniacaux, de l'urée, de l'hydrogène sulfuré. L'eau de Seine, après Paris, contient jusqu'à 1 gramme d'urée ou de matières organiques par litre.

Ce n'est pas encore là ce qui constitue le principal danger de l'usage des eaux de rivières comme boisson. Ces eaux charrient des germes de toute nature et en particulier les microbes de terribles maladies infectieuses, la fièvre typhoïde (à Paris en particulier), la fièvre jaune, le choléra, les diarrhées des pays chauds, le goître, la fièvre puerpuérale (1).

Les lacs. — Les eaux non courantes offrent les dangers des eaux de rivière encore aggravées. Les lacs ne doivent pas, en général, être compris parmi ces eaux. Ils représentent une masse considérable et ils sont habituellement traversés par des courants puissants. Le lac de Genève, traversé par le Rhône, fournit une eau qui passe à bon droit pour une des plus pures qui soient connues en Europe. Beaucoup de villes sont alimentées par des lacs. Et c'est pour elles tout avantage. Les lacs des régions de montagnes sont des réservoirs d'eau de source. Il faut aller au lac d'Annecy, qui laisse voir son fond grisâtre à travers son épaisseur, pour savoir ce qu'est l'extrême pureté de l'eau.

Mais les hygiénistes, les médecins, doivent s'élever

(1) Voyez Brouardel et Chantemesse, *Annales d'hygiène publique et de médecine légale,* 3ᵉ série, 1887, t. XVII, p. 97 et 385. — Macé, *Traité de bactériologie;* 1889, p. 385.

énergiquement contre l'usage encore si fréquent, même dans nos campagnes éclairées, des eaux d'étang, de marais, et de mares. Ces eaux si fréquemment putrides renferment, en dehors des germes et des substances organiques des eaux de pluies et de rivières, des œufs d'animalcules parasitaires, entozoaires, douves, tœnias, jusqu'à de petites sangsues qui s'attachent au gosier des imprudents qui en boivent. Ce sont elles qui sont la source permanente du choléra dans l'Inde, des diarrhées de Cochinchine, etc. Ce sont elles aussi qui sont la cause de la présence dans les intestins des enfants des villages de l'*Oxyure vermiculaire*, des vers. Les eaux retenues à l'aide de barrages, en usage notamment en Angleterre, ne valent guère mieux que les grandes mares.

Avec les *eaux de puits*, les eaux phréatiques, nous nous rapprochons certainement du type parfait des eaux de boisson. Les puits sont des sources artificielles. Leurs eaux ont les défauts et toutes les qualités des eaux de source. Cependant, comme le plus souvent on va les chercher dans les couches de graviers des vallées qui reposent sur les calcaires tertiaires ou la craie secondaire, et comme elles se chargent d'acide carbonique en excès, au cours de leur passage à travers les couches superficielles, elles dissolvent trop de carbonates. Elles dissolvent aussi, comme par exemple à Paris, du sulfate de chaux. Elles sont dans ce cas particulièrement dures, indigestes et impropres à la cuisson des légumes. L'ébullition, toutefois, leur fait rapidement perdre leurs carbonates en excès.

Mais les hygiénistes ont dû combattre leur usage dans les centres populeux, et surtout dans les centres usiniers. Elles proviennent de la surface et passent en général à travers une couche filtrante plus ou moins considérable. Mais on a acquis la preuve qu'avec les siècles cette couche filtrante, lorsqu'elle reçoit incessamment les déjections de toute nature qui couvrent le sol des grandes villes et infectent tous les environs des usines, finit par perdre son pouvoir épurateur. Pour citer un exemple entre mille, un puits situé à 3oo mètres d'une usine à gaz n'avait qu'une eau trouble, laiteuse, sentant le gaz et impropre à tous les usages.

La nappe souterraine de Lille est depuis longtemps empoisonnée. On y a trouvé jusqu'à 7 centim. c.

d'acide sulfhydrique par litre. Les eaux souterraines ne se déplacent, en effet, que très lentement. Ce déplacement varie suivant la nature et la pente des terrains. On a calculé, dans un cas, qu'il n'était que de 70 cent. en 24 heures, d'un kilomètre en 24 ans.

La principale cause d'infection des nappes souterraines, sont les puisards industriels, les puits perdus, vastes trous souterrains creusés pour l'écoulement de toutes les eaux résiduaires des usines. Leur usage est interdit par décision ministérielle de 1882 ; car l'infection d'une nappe souterraine porte un préjudice inappréciable aux habitants de toute une région et peut être un obstacle absolu au développement d'une population.

Dans des conditions de sol satisfaisantes, lorsque les eaux phréatiques sont à des profondeurs moyennes ou grandes, en pleine couche sableuse, et pas trop dures, elles nous paraissent devoir être préférées aux eaux de canalisation. Mais il faut veiller à ce que l'ouverture du puits ne soit pas le centre d'une cuvette, à ce qu'aucune eau de lavage ou de pluie, aucune déjection, ne puisse gagner le fond, soit directement soit après un faible parcours, latéralement, en suintant le long des parois, en un mot, sans avoir traversé toute la couche de terre et de sable qui couvre la nappe souterraine. Voilà une recommandation qu'on ne saurait répéter trop souvent dans les campagnes. Il va sans dire qu'aucune eau de puits ne peut contenir de matières organiques en suspension, d'ammoniaque et de potasse, sans avoir été récemment souillée.

Les expériences d'irrigations effectuées aujourd'hui aux alentours de beaucoup de grandes villes avec les eaux d'égout, ont démontré l'énorme pouvoir filtrant du sol sableux en particulier. Les eaux de puits de la presqu'île de Gennevilliers, sont, paraît-il, restées parfaitement pures, malgré l'énorme quantité d'eaux d'égout répandue sur son sol, au cours de ces dernières années. Bien plus, les eaux des drains de ce même endroit, eaux qui sont celles mêmes des égouts simplement après leur passage à travers la terre cultivée, renferment moins de germes que les eaux de la Vanne, prises à Montsouris. Le pouvoir épurateur, oxydant du sol, n'en est pas moins bien limité. On a calculé à Berlin qu'il faut au moins un hectare de terrain pour consommer les immondices de 250 habitants. Et encore faut-il qu'une végétation très active prévienne l'encrassement, la saturation d'une telle surface. Un puits peu profond, au centre d'une habitation vieille, dont tous les entours sont couverts depuis un ou deux siècles de résidus, de menues déjections de toute nature, doit être suspect et, faute de pouvoir en creuser un autre, il est préférable de se pourvoir d'eaux de canalisation.

Les *sources* fournissent les meilleures eaux potables ; mais elles ne diffèrent essentiellement en rien des eaux de puits, véritables sources artificielles. La source la plus pure peut être dangereuse à boire après son passage dans un village ou même dans une seule ferme. Mais faute de pouvoir prendre l'eau dans sa pureté originaire, à sa sortie des couches filtrantes naturelles, on peut la filtrer artificiellement.

II. LE FILTRAGE DE L'EAU

Le filtrage artificiel a quelquefois été établi en grand pour assurer la pureté de l'eau avant sa distribution dans les villes. En 1829, près de Londres, une compagnie établit de vastes lits filtrants, reposant sur un fond imperméable traversé par des drains. Ces lits filtrants se composaient d'une couche de

gros cailloux à sa partie inférieure, d'une couche de
graviers à sa partie moyenne et d'une couche de sable
fin à sa partie superficielle. L'eau déversée à la surface gagne assez rapidement les drains pour s'agglo-
mérer dans les canaux de distribution. De telles installations, (il en existe un grand nombre en Angleterre,
une à Marseille, etc.), ne sont pas toujours très pratiques, car quelle que soit l'étendue des surfaces filtrantes, celles-ci deviendront fatalement insuffisantes
au bout d'un temps donné. Il est un autre système
de filtrage en grand qui paraît bien meilleur. Il consiste au fond à aller prendre l'eau de rivière dans les
graviers des rives ou dans des couches artificielles
de gravier au-dessous des plus basses eaux. Ainsi à
Toulouse, on a ouvert une galerie de filtration dans le
banc d'alluvion, le long du cours du Dillon. Elle est
formée de deux murs en briques surperposées et recou-
vertes de dalles. Son fond est à 1 m. 14 au-dessous des
basses eaux de la rivière; il est rempli de cailloux
bien lavés. Le tout est recouvert d'une couche de
gravier de 0 m. 65 d'épaisseur et de terre sablonneuse
gazonnée. Ce filtre fournit depuis 25 ans 2800 mètres
cubes par jour d'une eau limpide et fraîche.

Une galerie filtrante à peu près semblable à celle de Toulouse a été établie à Lyon, à Tours. Il en existe à Francfort et en d'autres villes d'Allemagne. Pour qu'un tel système puisse bien fonctionner et fonctionner longtemps sans inconvénient, il est nécessaire que la vitesse de la rivière sur son lit de sable et de gravier, soit assez grande pour empêcher tout dépôt de vase.

Le filtrage domestique.— En général, c'est à chaque ménage qu'il appartient de filtrer les eaux de distribution dont il a besoin. Ce filtrage est d'une pratique utile, les eaux distribuées étant le plus souvent des eaux de rivière ou des eaux ayant en tout cas suivi un assez long parcours à ciel ouvert. Il est toutefois de plus en plus négligé depuis les nouvelles installations de robinets qui ne nécessitent pas un approvisionnement préalable de l'eau pour la journée. Dans les ménages où cet approvisionnement est encore indispensable, on se sert de grands vases, de « fontaines » en grès, à deux robinets, dont l'un donne l'eau filtrée. Le filtrage se fait à travers une pierre poreuse qui limite une petite chambre à l'intérieur de la fontaine. C'est moins un filtrage qu'une clarification. Et nous ne conseillerions à personne de s'en contenter pour les eaux des mares, petites ou grandes, d'étangs ou de sources boueuses qui sont encore les seules dont on dispose dans beaucoup de campagnes.

D'autres filtres, tels que ceux en charbon aggloméré, sont préférables. Ils se nettoient. Cependant, ils peuvent aussi s'encrasser assez rapidement. Les deux filtres qui paraissent offrir les meilleures conditions de sécurité et de durée, sont les filtres de M. Chamberland et de M. Maignen. Le filtre Chamberland consiste en une bougie de porcelaine dégourdie, creuse et ouverte en bas, qu'on insère dans un tube métallique plus large et ouvert par en haut (fig. 1). Ce tube s'adapte aux robinets d'eau et l'eau qui y pénètre traverse les parois de la bougie de dehors en dedans pour s'écouler. Une certaine pression d'eau est nécessaire. Une seule bougie ayant 20 centimètres de longueur et 2,5 de diamètre, donnerait 150 à 200 litres d'eau par jour, sous une pression moyenne de deux atmosphères. Le débit est d'autant plus grand que la pression est plus considérable. Le nettoyage est assez facile, car la bougie ne s'encrasse que sur sa paroi extérieure. qu'il suffit alors de brosser, de passer à l'eau bouillante ou au feu.

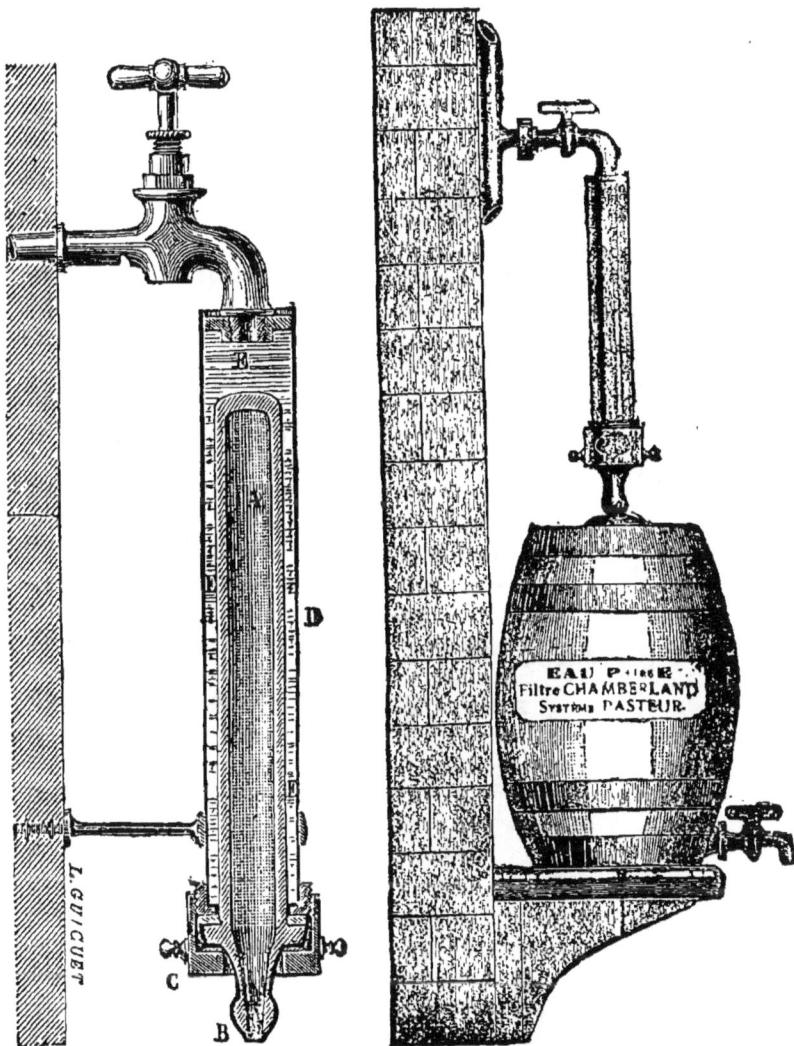

Fig. 1. — *Filtre Chamberland.* (*)

A. Bougie de porcelaine à travers laquelle filtre l'eau. — B. Ouverture de la bougie par laquelle sort l'eau filtrée. — C. Ecrou maintenant la bougie dans le tube métallique. — D. Tube en métal renfermant la bougie. — E. Espace rempli par l'eau à filtrer.

Filtre simple avec barillet en verre, monté sur console en fonte, servant de réservoir pour recueillir l'eau filtrée.

*) Filtre Chamberland. Boulet et Cⁱᵒ, ingénieurs-mécaniciens.

Le type primitif du filtre Chamberland a subi des perfectionnements qui le rendent plus pratique ou du moins utilisable dans tous les ménages, indépendamment de l'existence d'eau de canalisation à une certaine pression. On a ainsi un *filtre de ménage* Chamberland, filtre sans pression, qui ne fournit qu'un médiocre débit d'eau, mais peut encore ainsi remplacer avantageusement les fontaines, actuellement en usage (fig. 2).

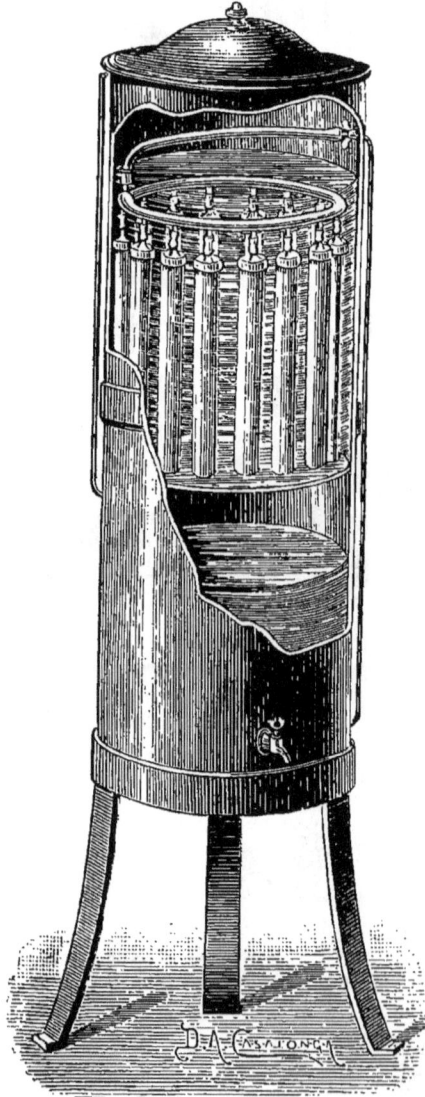

Fig. 2. — *Filtre Chamberland de ménage.*

Les filtres Maignen

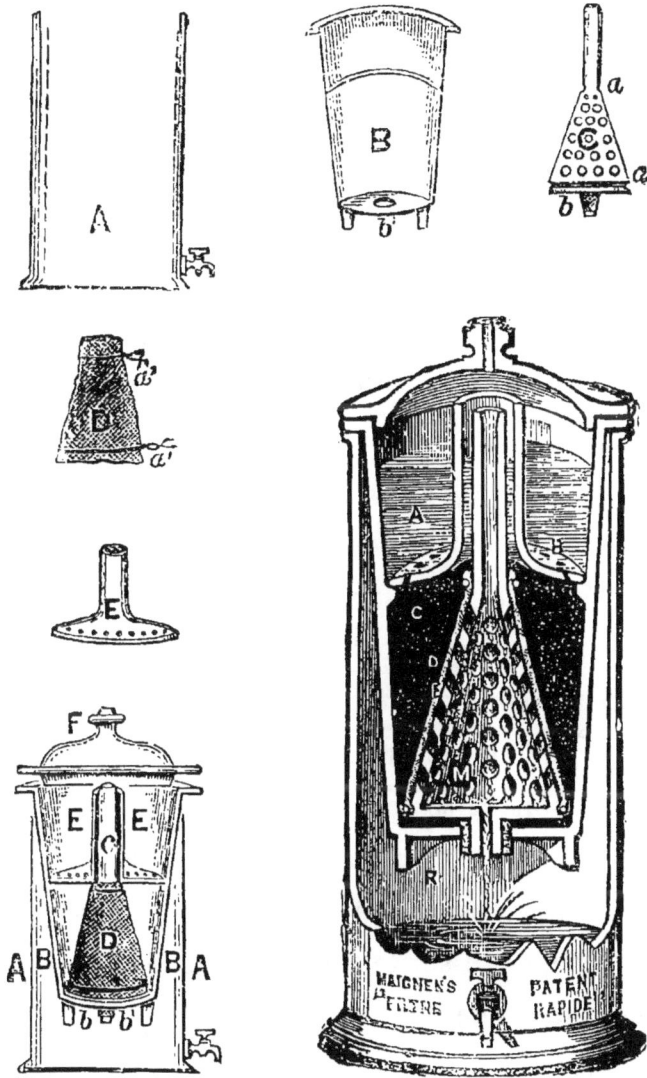

Fig. 3. — *Filtre Maignen.*

A. Réservoir. B. Récipient. *a' a'.* Chassis-filtre. D *a' a'.* Chausse
d'amiante. E. Déversoirs. F. Les pièces mises ensemble. Filtre en coupe.

sont basés sur l'emploi d'un tissu d'amiante qu'on imprègne et recouvre à volonté de charbon spécial, appelé par l'inventeur CARBO-CALCIS. Ce carbone est excessivement poreux, contient huit fois son volume d'air, et a la propriété constante de condenser l'air dans ses pores et ainsi d'oxyder les matières organiques ou sels métalliques dissous dans l'eau.

La chausse d'amiante est attachée sur le châssis-filtre au moyen de cordes d'amiante, a' a'. Le châssis-filtre ainsi recouvert se place dans le récipient B; un anneau d'amiante b fait joint dans le trou b' et le filtre ainsi préparé est mis dans le réservoir A. On voit que toutes les pièces sont faciles à nettoyer.

Préparation du Filtre. — On délaye dans un récipient rempli d'eau, une charge de carbo-calcis en poudre et on verse ce mélange dans le filtre. L'eau passe à travers le tissu d'amiante, mais le carbo-calcis en poudre en suspension dans l'eau se dépose en une couche régulière sur la surface C (fig. 3). C'est cette couche qui arrête les impuretés les plus ténues. Ensuite on remplit tout l'espace autour du tissu d'amiante avec du carbo-calcis en grain ; on met le déversoir, on fait passer de l'eau à travers le filtre pendant un quart d'heure, et l'appareil est prêt à fonctionner.

L'intérieur du châssis-filtre reçoit l'air de l'extérieur par la tubulure qui le surmonte, et l'eau qui y pénètre à un état de division extrême, peut s'aérer et acquérir plus de fraîcheur et de légèreté. Mais il faut craindre alors que des impuretés s'incorporent de nouveau à l'eau en même temps que l'air. On fermera la tubulure avec un tampon de ouate.

Un nettoyage fréquent est d'autant plus nécessaire que l'eau à filtrer est moins pure. Dans les conditions ordinaires, c'est tous les trois mois qu'il faut laver à grande eau la surface du tissu d'amiante et renouveler le « carbo-calcis » en poudre et en grain. Faute de carbo-calcis neuf, on lave et calcine l'ancien dans un creuset.

Les filtres Maignen ont été adaptés à tous les usages : filtre de voyage, filtre de table, filtre de touriste, filtre à pression s'adaptant à un conduit d'eau, filtre pour l'armée, filtre d'hôpital de campagne, filtre à grand débit pour villages et pour villes entières, filtre de poche, filtre-montre et filtre de soldat, etc. (1).

(1) Voy. Ravenez, *la Vie du soldat, au point de vue de l'hygiène;* 1889. Filtres pour les troupes en campagne, page 162.

Pour adapter aux conduites d'eau de canalisation, M. Maignen a fait les filtres dits *de robinet*
(fig. 4) de 25 fr. à 40 fr., donnant de 5 à 10 litres par
heure; et les filtres *de
conduite*, de 75 à
225 fr., filtrant de 25
à 200 litres d'eau par
heure.

Ce dernier type peut
se placer sur un réser-
voir en pierre, et de
cette façon fournir
une très grande
quantité d'eau filtrée.

Nous mentionne-
rons en outre le filtre

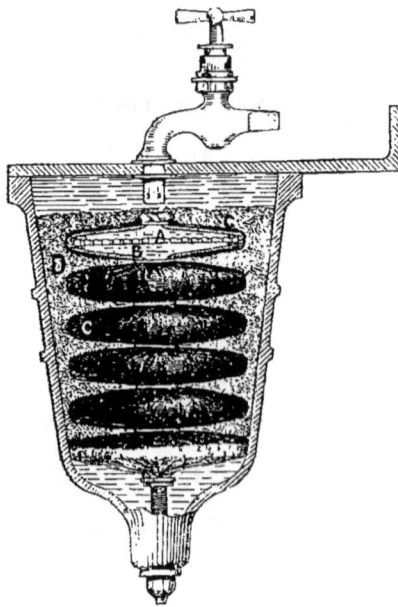

Fig. 4. — *Filtre robinet.*

de table, en verre avec carafe, dont le prix est de 5 à
15 fr. et la contenance de 1/4 de litre à 2 litres; le filtre
cottage en grès verni, d'une contenance de 5 à 54
litres, et du prix de 22 à 110 fr.; et le filtre *artisan*
(fig. 6), également en grès verni, d'une contenance de
2 litres 1/2 à 27 litres, est d'un prix de 15 à 42 fr.
Des filtres de ce même type sont en faïence décorée,

plus élégants et plus chers. Deux autres filtres de table sont l'un en zinc, l'autre en acier émaillé. Enfin l'un des filtres de Maignen, de 35 à 75 fr., reproduit

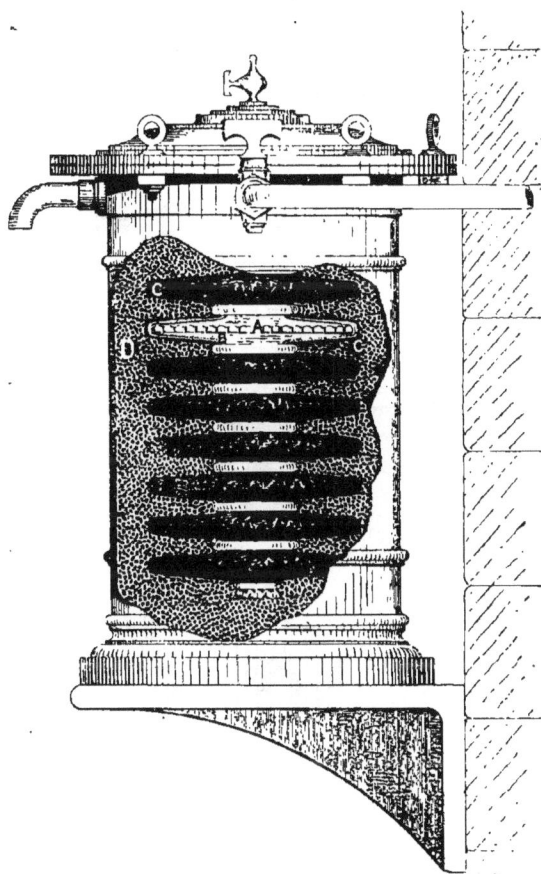

Fig. 5. — *Filtre de conduite.*

exactement la forme et l'aspect des fontaines de cuisine auxquelles nous sommes habitués.

Nous signalerons encore la *fontaine réfrigérante*, avec double enveloppe remplie de matière non conductrice, avec un casier pour la glace.

L'avantage spécial de cette forme de filtre est qu'on

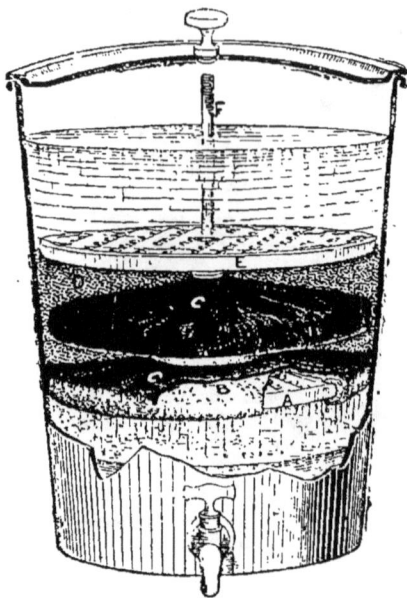

Fig. 6. — *Filtre artisan.*

peut y mettre tout un seau d'eau à la fois ; la glace ne fond pas vite et tient l'eau fraîche ; il y a une réserve d'eau filtrée à l'intérieur de l'organe filtrant.

Enfin, de même que les filtres dit de *conduite* sont

recommandés là où on n'a pas beaucoup de place comme dans une cuisine, le filtre dit *fontaine à grand débit* se recommande pour les endroits frais et accessibles, avec ou sans flotteur.

L'Eau cuite. — Dans les cas d'épidémie, on ne se borne pas à filtrer son eau de boisson dans les villes; par un surcroît de précaution qui est loin d'être toujours superflu, on la fait bouillir. Bouillie, elle offre alors l'inconvénient de n'être ni assez aérée, ni assez minéralisée. M. Ch. Tellier (1), pour obvier à cet inconvénient et obtenir néanmoins une eau plus sûrement encore dépouillée de tout germe morbide, a imaginé de soumettre à une température élevée une bonne eau potable dans des vases hermétiquement fermés.

L'appareil Tellier permet de cuire l'eau à une température élevée, soit 110, 140, même 160 degrés et plus; il la conserve aérée, il la filtre au moment de l'emploi; il filtre, de plus, l'air qui rentre dans l'appareil, pour remplacer l'eau qui a été consommée.

(1) Ch. Tellier à Auteuil.

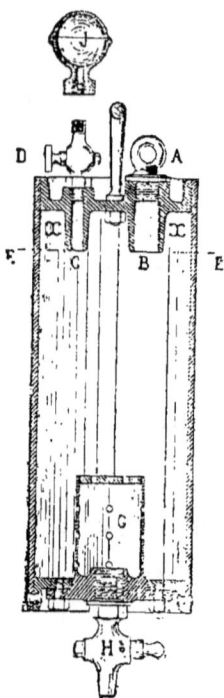

Fig. 7. — *Bouteille*
contenant l'eau à purifier.

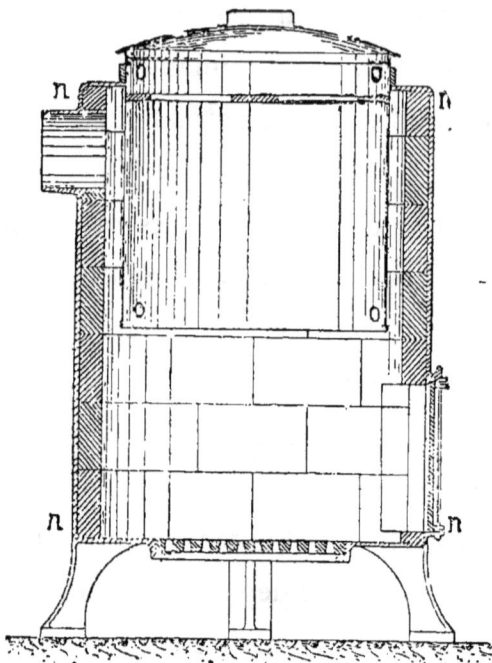

Fig. 8.
Chaudière et son fourneau.

La figure 7 constitue la bouteille proprement dite : on l'emplit en dévissant
le bouchon A. Ce bouchon se prolonge à l'intérieur par une tubulure
plongeante B. Une même tubulure est placée sous le robinet d'air D.
A l'aide d'un entonnoir quelconque, on emplit aisément d'eau l'appareil.
Il est facile de voir que cette eau ne peut monter au-dessus de la ligne E, E
et que, par conséquent, l'espace XX reste libre pour la dilatation de
ce liquide.

Quand l'appareil a reçu l'eau à cuire, on ferme le bouchon à vis A. Il n'y a
plus qu'à placer la bouteille dans la chaudière o, o, o, o, que représente
la figure 8, laquelle est logée dans un fourneau n, n, n, n.

La chaudière o, o, o, o peut recevoir un nombre plus ou moins grand de
bouteilles. Elle est remplie d'une solution soit de sel marin, soit de
carbonate de potasse, soit encore de chlorure de calcium ou de tout autre
corps permettant d'obtenir la température désirée.

L'eau se trouve donc ainsi chauffée au bain-marie. Elle se dilate librement,

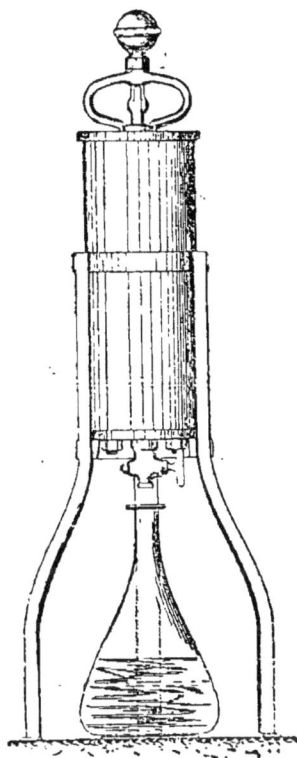

Fig. 9. — *Trépied disposé pour recevoir la bouteille*
après son refroidissement.

comme il est dit plus haut, dans la partie XX, conservée libre, de la figure 7. Comme elle est chauffée sous pression, l'air ne peut s'en échapper. L'eau reste donc aérée.

Quand l'eau a été cuite (et une heure suffit à ce travail), on retire la bouteille et on la plonge dans l'eau froide pour la refroidir. La nature métallique de la bouteille favorise singulièrement le refroidissement.

Lorsqu'on veut boire l'eau, on place la bouteille dans le trépied montré par la figure 9, et on n'a plus qu'à soutirer, par le robinet H, le liquide préparé.

Comme on le voit par la figure 7, ce robinet est surmonté d'une capacité G, qui contient un filtre, soit en éponge, soit en charbon ou toute autre matière.

Ces vases, en métal, de différentes dimensions,
sont livrés à la consommation, par quantités variables et par abonnement. L'eau qu'ils contiennent est
garantie absolument stérilisée. Le prix, suivant la
quantité demandée, est de 14 à 8 cent. le litre. C'est
un prix inférieur à celui de n'importe quelle des eaux
minérales naturelles garanties également contre l'infection par les germes microscopiques.

III. L'EAU GLACÉE, LES GLACES ET LES SORBETS

Presque avec tous les fruits on fabrique des sirops
variés qui, additionnés d'eau fraîche ou d'eau gazeuse, constituent des boissons désaltérantes des plus
estimées et des plus répandues. En tête de ces sirops
se placent les sirops de groseilles, de mûres, de
cerises, de fraises, de grenades, d'épines-vinettes, de
coings, d'orgeat. On trouvera dans les meilleurs
livres de cuisine, la description de leur fabrication,

L'eau soutirée se trouve donc filtrée au moment même de l'emploi,
avec cette particularité que le filtre, étant cuit à chaque opération,
reste toujours d'une parfaite innocuité.
Mais l'eau ne sortirait pas de la bouteille si on ne laissait pas entrer l'air.
C'est à cet usage qu'est destiné le robinet D. Or, l'air ainsi rentrant
contient lui-même des germes organiques dont il faut se prémunir.
A cet effet, on visse, sur le robinet D, le filtre Pasteur J et l'air qui entre
dans l'appareil se trouve ainsi complétement purifié.

d'ailleurs aussi peu compliquée que celle des confi-
tures.

Avec ces sirops, on fait des glaces ou sorbets. Le
goût de ces friandises s'est aujourd'hui bien vulgarisé.
On en vend couramment en été dans les rues des
grandes villes. Ce sont d'ailleurs des rafraîchissants
et des apéritifs très fins et très recherchés dans les
soirées dansantes et pendant les grandes chaleurs. Il
est extrêmement facile de les préparer chez soi avec
des mélanges réfrigérants dans les vases dont on dispose, ou l'un des appareils qui se trouvent dans le
commerce.

Les *sorbetières* des glaciers consistent uniquement
en un vase cylindrique en étain, placé au milieu d'un
seau rempli de trois parties de glace pilée et d'une
partie de sel marin. Lorsque le sirop à glacer est dans
le cylindre, on tourne celui-ci au milieu du mélange
réfrigérant pendant quatre ou cinq minutes, à l'aide
de la poignée de son couvercle qui le ferme hermétiquement. Cela fait, on le découvre et avec une spatule
en bois on détache les parties neigeuses déjà attachées
aux parois, pour les ramener au centre. Puis de nouveau on fait tourner le cylindre fermé. Ainsi de suite,

autant de fois qu'il est nécessaire pour que tout le
sirop soit converti en neige (fig. 10).

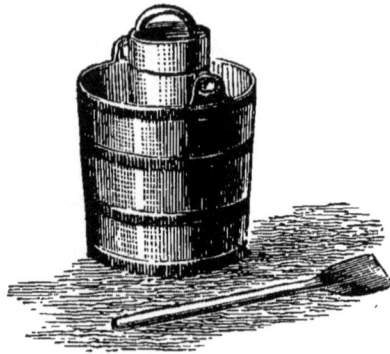

Fig. 10. — *Sorbetière des limonadiers.*

Pour rendre le sorbet bien lié et onctueux, il faut
le battre souvent avec le spatule en bois. On peut
même agiter le cylindre dans le mélange réfrigérant
avec la spatule et pendant qu'en même temps, on
mêle bien le sirop à glacer.

Il existe plusieurs sortes de *glacières de famille*
avec lesquelles on peut fabriquer de la glace en tout
temps, lorsqu'on ne dispose pas de glace naturelle.
Ce sont notamment les glacières Villeneuve, Gom-
baud et Penant.

L'appareil VILLENEUVE (fig. 11) est formé par trois
enveloppes. Les deux enveloppes extérieures ne com-

prennent entre leurs parois qu'un corps mauvais conducteur. Entre la seconde enveloppe et la troisième formant au centre de l'appareil un vase cylindrique évasé en haut, on met de l'eau ou de la glace. Enfin, dans le vase intérieur, on place le mélange réfrigérant composé de trois parties de sulfate de soude et de deux parties d'acide chlorhydrique. Dans ce mélange, on plonge une sorbetière, cylindre en étain comme ci-dessus, mais en cône tronqué et muni d'ailettes le long de ses parois,

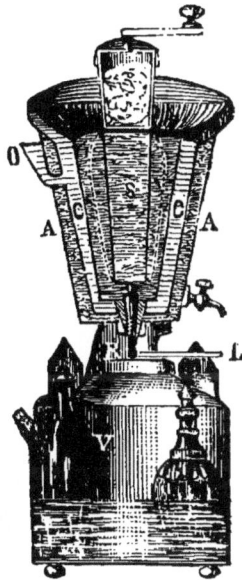

Fig. 11. — *Congélateur Villeneuve.*

et d'une manivelle fixée au couvercle. On le fait pivoter à l'aide de la manivelle et ses ailettes agitent alors le mélange réfrigérant. Quand l'efficacité de celui-ci est épuisée, on ouvre la soupape R avec le levier L., et il tombe alors dans un vase plus grand, où l'on met à rafraîchir carafes, bouteilles de vin, etc.

Il faut deux doses successives de mélange réfrigérant pour obtenir en 40 minutes un cylindre de glace d'un poids variant avec les dimensions de l'appareil.

Pour détacher ce cylindre de glace, on plonge la sorbetière un instant dans de l'eau à la température ordinaire, et on la renverse au-dessus d'une assiette.

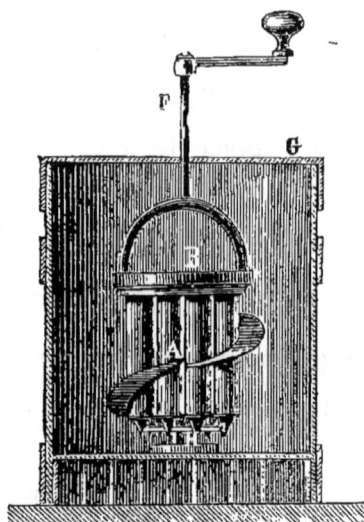

Fig. 12. — *Appareil Goubaud.*

La partie essentielle est un vase A en étain pur, très mince, composé d'un assemblage de tubes légèrement coniques fermés par le bas. Ces tubes sont réunis par le haut à une chambre cylindrique B qui permet de les emplir tous à la fois et que l'on ferme au moyen d'un couvercle à vis, percé d'un orifice par où l'on verse l'eau et que l'on bouche ensuite. L'appareil est surmonté d'une tige de fer sur laquelle on fixe une manivelle F qu'on tourne à la main, cette tige traverse le couvercle d'un seau en bois G à parois épaisses. Les tubes A portent vers le bas un petit pivot en fer H qui s'engage dans une cavité centrale ménagée au fond du seau.

Dans l'appareil GOUBAUD (fig. 12), au lieu d'un seul cylindre à glacer, il y en a plusieurs assemblés entre eux, en communication par le haut, et montés sur un pivot en fer, au fond d'un seau. Ces cylindres, bien clos, plongent entièrement dans le liquide du seau lui-même fermé par en haut et ne laissant passer que la tige de la manivelle de la sorbetière. Le mélange réfrigérant se compose d'eau, d'azotate et de chlorhydrate d'ammoniaque. Avec 2,500 grammes de ces sels dans deux litres et demi d'eau, on obtient 500 grammes de glace en 15 minutes.

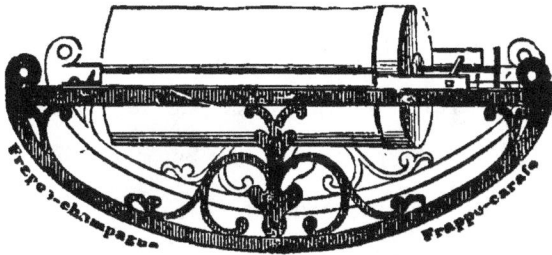

Fig. 13. — *Glacier à bascule*. Système Penant.

L'appareil PENANT est monté sur un chariot que l'on bascule pour agiter le mélange et activer la congélation. Il consiste en un cylindre horizontal. Dans ce cylindre, on introduit le même mélange réfrigérant que pour l'appareil Villeneuve. On y place ensuite un moule, à côtes ou droit, formé de deux surfaces concentriques. Le liquide à congeler est compris entre ces deux surfaces. De sorte que le

liquide réfrigérant agit à la fois extérieurement et inté-
rieurement sur le moule. Son action est ainsi renforcée
de moitié (fig. 13).

Nous mentionnerons encore les « appareils domestiques » de MM. Rouart frères, qui renferment une
solution ammoniacale servant indéfiniment et qui
fonctionnent par le chauffage. Mais le plus petit d'entre
eux, produisant un kilog. de glace, revient à 280 fr.

La *glacière Maréchal* consiste en un bac en fer-
blanc à double paroi dont le vide est rempli d'une
matière mauvaise conductrice de la chaleur, pour
l'isoler de l'air extérieur. Ce bac est destiné à recevoir
de la glace pilée; un tamis reçoit la quantité de sel
gris qu'il peut contenir, et l'on verse la crème à glacer
dans un moule en fer-blanc. Au bout de vingt minutes, la glace peut être mangée. Dans la même masse
frigorifique on frappe les carafes et les vins. La glacière Maréchal supprime l'emploi des acides et tous
les accidents possibles.

GLACES A L'ORANGE. — Dans une terrine contenant
un demi-litre de sirop froid à 32 degrés, on ajoute
quelques brins de zeste et le suc de six à sept oranges.

Cela fait, on passe au tamis et on ramène au besoin le sirop à 25 degrés par l'addition d'un peu d'eau. On glace ensuite à la sorbetière.

GLACES AUX FRAISES.— On prend deux verres de jus de fraises passé au tamis, et on les mêle à deux verres de sucre en poudre avec très peu d'eau froide. Il est bon de repasser au tamis le sucre une fois fondu. Et on fait glacer.

GLACES A LA GROSEILLE. — Même opération que ci-dessus; mais on mêle toujours à la groseille de la framboise, dans la proportion de 115 grammes de suc contre 150 grammes et une livre de sucre dissous dans son poids d'eau.

· On peut faire de même des sorbets à la framboise seul, au citron seul (trois pour une livre de sucre), etc.

Le citron, d'ailleurs, entre comme aromate dans presque toutes les glaces. Mais personne n'est obligé de suivre cette mode.

Les sorbets les plus goûtés généralement sont ceux aux framboises seules et ceux au café.

CHAPITRE II

Dans tous les centres urbains on ne se contente plus de l'eau potable ordinaire. On lui préfère souvent les eaux gazeuses artificielles et les eaux minérales de provenance diverse. Si l'eau potable ordinaire est exposée à peu près partout à des contaminations de toute nature, c'est surtout dans les villes. Dans les périodes de grande chaleur et dans les temps d'épidémie, on peut être contraint de s'en abstenir. Il est d'ailleurs très difficile de l'obtenir ou de la conserver fraîche pendant l'été. On lui substitue de la glace, qu'on met fondre dans le vin ou les autres boissons en usage. On la remplace surtout par les eaux minérales naturelles et les eaux gazeuses artificielles.

I. LES EAUX MINÉRALES NATURELLES

Les eaux minérales de table ne sont en principe

que des eaux potables, à un degré de minéralisation plus élevé que les eaux ordinaires, et qui ont par suite sur l'organisme, soit une action plus vive simplement, soit une action toute spéciale suivant leur composition.

SAINT-GALMIER. — Au cours de ces dernières années, le nombre de celles qui sont expédiées de tous côtés, s'est accru dans une proportion énorme, et la consommation qui s'en fait s'accroît sans cesse. La plus universellement connue de ces eaux, est aussi une des plus anodines. C'est celle des sources de Saint-Galmier (Badoit, Saint-Rémy, etc.). Saint-Galmier, déjà réputé au moyen âge, est une petite ville assise sur une colline granitique qui domine la Coise, affluent de la Loire (arrondissement de Montbrison), non loin au sud de Vichy même, et de tant d'autres stations célèbres de ce massif central si riche en eaux minérales de toute nature. Les eaux de Saint-Galmier sont toutes essentiellement et uniquement gazeuses, c'est-à-dire qu'elles sont caractérisées uniquement par la présence de l'acide carbonique, soit libre, soit combiné à des bases terreuses ou alcalines. De ces bases, la chaux est la principale ; sa quantité est de près de 1 gramme par litre. Elles sont donc simplement rafraîchissantes, mais en stimulant l'estomac et en activant la digestion, elles favorisent les fonctions éliminatoires, elles sont diurétiques, et, par la grande chaleur comme par la fièvre, elles augmentent la sécrétion urinaire, et facilitent ainsi l'évacuation des sédiments, des dépôts muqueux et des calculs. Elles se recommandent donc dans tous les états fébriles, les irritations des reins, les engorgements consécutifs des affections cardiaques, etc.

Comme boisson habituelle, elles peuvent entièrement suppléer le vin. Elles permettent en tout cas de l'allonger considérablement. Elles ne sont pas seulement économiques à ce point de vue. Elles donnent encore une saveur piquante, relevée, à des vins souvent très lourds, très plats ou trop alcooliques. Elles préservent ainsi des gastrites alcooliques. Ces avantages appartiennent d'ailleurs aussi à l'eau de Seltz artificielle. Elles ne sont pas aussi piquantes que celles-ci, en général, car elles ont perdu un peu de leur acide carbonique. Mais leur goût plus sapide, grâce à une minéralisation plus parfaite, permet de les boire seules. Et leur prix n'est réellement pas plus élevé (3o c. le litre. — L'eau de Seltz se paye de 15 à 25 c. le siphon). Dans leur prix est, en effet, comprise la bouteille, qui se fabrique près de Saint-Galmier même pour répondre aux besoins d'une exportation qui dépasserait quinze millions de bouteilles par an.

Enfin, on peut être sûr qu'elles ne renferment aucune trace d'acide ou de sel nuisible. On peut être sûr que sauf les cas de fraude, assez fréquents peut-être, elles parviennent au consommateur indemne de toute pollution.

L'EAU DE SELTZ NATURELLE (50 c. la bouteille), d'une composition à peu près semblable, répond aux mêmes indications que l'eau de Saint-Galmier. Sa réputation plus ancienne s'est répandue plus vite. Mais sa consommation est des plus restreintes, en France, bien qu'elle soit un peu plus gazeuse et convienne mieux à certains tempéraments que l'eau de Saint-Galmier. Seltz ou Nieder-Selters est un village du duché de Nassau, en Allemagne, situé sur l'Ems, à 10 lieues de Mayence. (Seltz, près Wissembourg sur le Rhin, possède des sources d'eaux minérales gazeuses et salées.)

Les eaux gazeuses ne sont pas seulement une boisson recommandable dans les grandes chaleurs, et lorsqu'on a à redouter la contamination de l'eau potable ordinaire ; elles sont aussi une ressource pour le transport au loin, dans les cas où l'on est sûr de ne pas rencontrer de bonne eau potable. Ce ne sont d'ailleurs pas là des raisons pour en abuser. Pour les bons estomacs qui fonctionnent sans effort, il n'est encore rien de mieux que l'eau ordinaire, limpide, fraîche, sans saveur et sans traces de matières organiques.

Tous les cas se présentent cependant, et il n'est pas inutile de recommander les eaux minérales très faiblement minéralisées, contenant une petite proportion de bicarbonate de soude ou des traces de fer, sans sulfate de chaux, comme d'un usage excellent.

Toutes les eaux minérales proprement dites sont des médicaments dont il ne faut se servir que sur des indications précises. Ces eaux sont aujourd'hui innombrables. Il y en a pour toutes les affections, et entre celles qui ont une valeur bien déterminée et l'eau potable ordinaire, se trouvent pour ainsi dire toute une gamme d'eaux salutaires d'une manière générale ou pour des groupes entiers de prédispositions morbides. C'est ainsi que, dans son excellente *Etude pratique sur les maladies de l'estomac*, le Dr J. Seure recommande indistinctement à toutes les personnes d'un estomac apathique et aux dyspeptiques :

L'EAU d'EVIAN. Cette eau, des bords du lac de Genève, est un des types les plus parfaits des eaux douces, onctueuses. Son action serait due aux faibles quantités et aux heureuses proportions de bicarbonates alcalins et d'acide carbonique libre, ainsi qu'à l'absence de sulfate de chaux, qui la caractérisent.

Voici la composition de l'eau de la source Clermont d'Evian-les-Bains (Haute-Savoie).

Substances solides par litre.	$0^{gr}300$
Acide carbonique	0 124
Acide azotique	0 004
Acide phosphorique	traces
Silice	0 010
Chaux	0 110
Magnésie	0 033
Potasse.	0 002
Soude	0 006
Oxyde de fer.	0 001
Alumine	0 002
Acide sulfurique, ac. chlorhydrique et ammoniaque: faibles traces. (65 c. la bout.)	

L'EAU D'EVIAN n'est pas bonne seulement à l'estomac qu'elle peut guérir de la dyspepsie acide et spasmodique, elle est bonne encore dans les affections du foie, des voies urinaires, etc.

Après elle viennent plusieurs eaux d'une minéralisation plus forte, mais également très douces, favorables dans toutes les circonstances pour prévenir et pour guérir les maladies, et qui, par leur variété de composition, peuvent répondre aux besoins de tous les tempéraments. Ce sont par exemple :

L'EAU DE SAINT-ALBAN (Loire) qui renferme, en outre de l'acide carbonique libre, les éléments suivants :

Bicarbonate de soude	o gr. 856
— de chaux	o 947
— de magnésie	o 448
— de protoxyde de fer. . .	o 022

(Elle a été recommandée dans les cas de d'emphysème, pour son gaz acide carbonique pris en inhalations. 35 cent. la bouteille.)

L'EAU DE CHATELDON (Puy-de-Dôme), dont voici les éléments essentiels :

Bicarbonate de chaux.	1 gr. 427
— de soude.	o 624
Acide carbonique, libre	2 3o8

(45 cent. la bouteille.)

L'eau de Condillac (Drôme), une des plus estimées pour les estomacs délicats et dans la convalescence de maladies qui intéressent les organes de la diges-tion, telles que la fièvre typhoïde. Elle se compose de :

Bicarbonate de chaux.	1 gr.	359
— de soude.	o	166
Sulfate de soude.	o	175
Silicate de chaux et d'alumine. . . .	o	245

(45 cent. la bouteille.)

L'eau de Pougues (Nièvre). (65 c. la bout.)

Bicarbonates.	1 gr.	669
Chaux	o	640
Silice.	o	025
Magnésie	o	117

L'eau de Bussang (Vosges), gazeuse, légèrement ferrugineuse et arsénicale, et convenant ainsi plus particulièrement dans la dyspepsie par suite d'anémie. Elle renferme, en outre du gaz acide carbonique libre :

Bicarbonate de soude.	o gr.	789
— de chaux	o	340
— de magnésie.	o	150
Crénate et manganèse ferrugineux . .	o	078
Arséniate de fer.	o	003

(50 cent. la bouteille.)

Zaborowski. Boissons hygiéniques.   4.

L'EAU DE ROYAT (Puy-de-Dôme, près Clermont-Ferrand), qui est également ferrugineuse et qui, par la variété de ses éléments et sa faible minéralisation, est de celles qui conviennent le mieux à tous les tempéraments.

Voici l'analyse de l'eau de la source Fonteix de Royat :

Acide carbonique libre.	1 gr.	304
Bicarbonate de soude	1	550
— de potasse	1	550
— de chaux	0	938
— de magnésie	0	569
— de fer	0	022
— de manganèse.	traces	
Sulfate de soude	0	133
Phosphate de soude	0	006
Chlorure de sodium	1	512
— de lithium	0	022
Silice	0	120

(65 cent. la bouteille.)

LES EAUX DE L'OURS (Puy-de-Dôme) (35 c. la bout.) renferment, en outre des éléments de l'eau de Vichy, des sels de lithine, prescrits dans les cas de maladies des reins.

LES EAUX DE VALS, près de Privas (Ardèche), quelque

peu ferrugineuses aussi, mais surtout très bicarbonatées sodiques, ont une action digestive plus
marquée.

Voici la composition de l'eau de la source la *Favo-
rite*, de Vals :

Bicarbonate de soude.	5 gr.	647
— de potasse.	o	199
— de chaux	o	155
— de magnésie.	o	173
— de lithine.	o	026
— de fer	o	012
Sulfate de soude	o	099
— de potasse	o	021
Chlorure de sodium	o	067
— de potassium	o	086
Silice	o	104

(60 cent. la bouteille.)

Comme les précédentes et plus efficacement encore,
ces eaux agissent sur toutes les affections des voies
digestives et de leurs annexes. Elles conviennent dans
les maladies du foie, de la rate, de l'appareil urinaire,
de la gravelle urique. Après elles, nous arrivons aux
eaux de Vichy si connues, si usuelles.

Il ne faut abuser d'aucune eau ; il ne faut pas abuser
surtout de celles qui sont actives, qui apportent
autre chose au corps humain que le véhicule néces-

saire à l'assimilation et à la circulation facile des aliments.

On peut se comporter avec les eaux de Saint-Galmier,
et surtout avec les eaux d'Evian, à peu près comme
avec les bonnes eaux potables ordinaires. Pour l'eau
de Fonteix, de Royat, il n'en faut pas boire, en général,
plus d'un verre par repas.

Les EAUX DE VICHY, type parfait des eaux digestives, doivent être prises avec plus de modération, à
cause de leur force même. Elles constituent déjà un
médicament, bon surtout à la dose d'un demi-verre à
la fin de chaque repas.

Il existe quelques différences entre les diverses
sources de Vichy, qui toutes se caractérisent par la
forte proportion de bicarbonate de soude.

Voici, comme type, la composition de l'eau de la
source de la Grande-Grille :

Bicarbonate de soude.	. . . . .	4 gr.	883
Chlorure de sodium	. . . . . .	o	534
Bicarbonate de chaux.	. . . . .	o	434
— de potasse	. . . .	o	352
— de magnésie.	. . . .	o	3o3
Acide carbonique libre	. . . . .	o	9o8

(75 cent. la bouteille.)

Il y a un peu de fer dans l'eau des sources Madame et Lardy (55 et 60 c. la bout.).

Il y a un peu d'arsenic, des iodures et des bromures, dans l'eau de la source de Larbaud (55 c. la bout.).

Dans les affections des voies digestives, l'eau des sources d'Hauterive et de l'Hôpital est préférée.

L'eau de la Grande-Grille convient plus particulièrement dans les affections du foie et les engorgements abdominaux.

Pour les cas de gravelle et de goutte, c'est l'eau des Célestins et d'Hauterive.

Dans l'EAU D'ANDABRE (Aveyron), nous avons un équivalent des eaux digestives de Vichy. Mais sa minéralisation est moins élevée, et avec elle on a moins à craindre les abus.

Sa composition est la suivante :

Bicarbonate de soude. . . . . . . 2 gr. 758
    —   de chaux. . . . . . . o   650
Sulfate de soude et de potasse. . . . o   896
Traces de fer.

Nous arrivons aux eaux franchement médicinales avec :

Les EAUX DE PLOMBIÈRES, silicatées, chlorurées, arsénicales.

Composition :

Silicate de soude	o gr. o52
— de potasse.	o oo8
Chlorure de sodium et de potassium .	o o45
Sulfate de soude	o o8 1
Arséniate de soude	o oo6

(70 cent. la bouteille.)

Les EAUX D'AULUS (Ariège), etc.

Eléments des eaux d'Aulus :

Chaux et strontiane	o gr. 73o
Soude.	o oo3
Acide sulfurique	1 2o9

Traces de sesquioxyde de fer, de chrome, d'iode, de cuivre, de bismuth, d'arsénic, de lithine.

(70 cent. la bouteille.)

Les eaux minérales légèrement ferrugineuses, sans autre principe dominant, constituent, nous l'avons vu, d'excellentes eaux potables. Elles devront être recherchées dans tous les cas de dyspepsie atonique, dans tous les cas où l'on peut redouter l'anémie, la chlorose, lorsqu'on est soumis au régime débilitant des pays très chauds qui déterminent si souvent un appauvrissement du sang irrémédiable.

Elles appartiennent au type de certaines sources d'Orezza, de Pougues, de Vals (source Rigolette). L'eau d'Orezza est unç des plus efficaces. Elle renferme par litre jusqu'à 12 centigrammes de carbonate de protoxyde de fer. Elle convient donc surtout dans les cas déjà bien nets caractérisés par l'atonie des organes et l'anémie. Ce que nous recherchons ici ce sont des eaux moins fortes pour prévenir les maladies plutôt que pour les guérir. Il serait fâcheux de s'adonner aveuglément à l'usage d'eaux très ferrugineuses dont l'action se traduirait surtout par de l'échauffement. Mais dans nos grandes villes, pour les enfants, pour les jeunes filles en particulier et pour les personnes délicates, ou affaiblies par la maladie, il y a mille circonstances où une eau naturelle à la fois digestive et ferrugineuse fera un effet bien meilleur et plus grand que les préparations ferrugineuses artificielles. Nous avons déjà signalé des eaux de ce genre. Ce sont les eaux de la source Fonteix, de Royat, celles de Saint-Alban, de Bussang et celles de Vals. Entre elles, un peu faibles, et celles d'Orezza, un peu fortes, nous avons :

Les *eaux de Renlaigue* (Puy-de-Dôme). Voici leur composition :

Acide carbonique libre	2 gr. 464
Bicarbonate de soude	o 417
— de magnésie.	o 247
— de protoxyde de fer. . . .	o 081
Chlorure de sodium	o 431
Sulfate de soude.	o 024
Albumine	o 012
Silice.	o 060

Cette eau, si l'on en prend en excès, semble, d'après quelques observations, déterminer un sentiment de lourdeur à l'épigastre, qui peut aller jusqu'à l'envie de vomir. Mais c'est un phénomène fugitif, et ses principes digestifs qui donnent du ressort à l'estomac, avorisent l'assimilation des sels ferreux pendant que son sulfate de soude et sa magnésie en empêchent l'action constipante. Même dans les cas bien caractérisés, tels que ceux de cachexie palustre, d'anémie des régions tropicales, la proportion des sels ferreux qu'elle contient est suffisante. (o fr. 8o la bouteille.)

On peut établir un critérium de la valeur relative des eaux minérales de table d'après les indications auxquelles elles répondent, dans les maladies de l'estomac.

L'eau d'Evian est recommandée surtout dans la gastralgie, comme dans la dyspepsie acide et la dyspepsie douloureuse.

L'eau de Saint-Alban, dans la dyspepsie acide, la dyspepsie atonique, la dyspepsie pituiteuse et les embarras gastriques.

Les *eaux de Chateldon* et *de Condillac*, dans la dyspepsie acide.

L'eau de Bussang, dans la dyspepsie atonique.

L'eau de Royat, dans presque tous les cas, comme l'eau de Saint-Alban.

L'eau de Vals, dans la dyspepsie acide et la dyspepsie atonique.

Les *eaux de Vichy*, dans les mêmes cas que l'eau de Vals.

L'eau d'Andabre, dans la dyspepsie atonique.

Les *eaux de Plombières*, dans la dyspepsie acide, la dyspepsie douloureuse, la gastralgie, la gastrite rhumatismale.

Les *eaux d'Aulus*, dans la dyspepsie pituiteuse et les embarras gastriques chroniques.

Ce qu'on demande en outre aujourd'hui à l'eau de boisson, c'est une action salutaire, généralement fortifiante, non seulement sur les fonctions digestives, mais encore sur les fonctions et sur les organes de la respiration. Pendant longtemps et maintenant encore il est très commun de voir figurer sur les tables des flacons d'eau de goudron dont on mêle une demicuillerée à chaque verre de vin étendu d'eau. Cette habitude ne paraît pas nuisible à l'estomac. Mais on a aujourd'hui des eaux minérales qui répondent au même usage que l'eau factice de goudron, tout en étant toniques et digestives. Ce sont par exemple les eaux de la Vallières, les eaux de Saint-Boës. Les sources de la Vallières, situées entre Clermont et Royat, participent en effet de la composition de l'eau Fonteix, de Royat. De plus, elles contiennent des traces de goudron minéral, d'arséniate de soude, de lithine.

Voici au surplus quelle est leur composition :

Eaux de la Vallières, gazeuses, lithinées, bitumineuses.

Acide carbonique total	2 gr. 685
— libre	1 390
Bicarbonate de soude	0 336
— de potasse	0 24
— de chaux	1 228
— de magnésie	0 361
— de fer	0 057
Sulfate de soude	0 062
Phosphate de soude	traces.
Chlorure de sodium	0 029
— de lithium	0 014
Arséniate de soude	traces.
Silice	0 027
Goudron minéral	0 003

(90 cent la bouteille.)

Le léger goût de pétrole de cette eau n'a rien de répugnant et on ne le sent qu'à peine lorsqu'elle est mêlée au vin. Son action dans tous les cas de crachement abondant ou de sécrétion exagérée des muqueuses des voies respiratoires est tout à fait remarquable et pour ainsi dire instantanée.

Comme les autres eaux acidulées et bicarbonatées sodiques, elle est favorable dans les affections des reins, de la vessie. Mais elle se recommande particulièrement comme adjuvant des plus efficaces du traitement des maladies des voies respiratoires lorsqu'on est susceptible d'en être frappé, et lorsqu'on sort d'en être guéri.

Les eaux de Saint-Boës, très fortes, bitumineuses, iodurées et arsenicales, ne peuvent guère se prendre qu'à la dose maximum d'un verre par jour, et ne sont pas susceptibles de jouer le rôle d'eaux de table.

II. LES EAUX GAZEUSES ARTIFICIELLES

Les eaux gazeuses artificielles entrent encore aujourd'hui dans la consommation pour une part aussi grande que l'ensemble des eaux naturelles ou à peu près. La consommation de l'eau de Seltz en France atteindrait en effet plus de 200 millions et sans doute près de 300 millions de siphons.

C'est une eau simplement chargée d'acide carbonique. Mais elle communique évidemment à toutes les boissons auxquelles on la mêle les qualités de boissons mousseuses : de la légèreté, du piquant, une fraîche saveur. Elle éteint la soif, dispense de boire beaucoup et peut ainsi préserver des entraînements à l'alcool. On peut avec elle, comme avec les eaux natu-

relles gazeuses, économiser sur le vin. Elle est d'ailleurs tonique, digestive. Elle finirait cependant
par fatiguer l'estomac, altérer même ses fonctions
si on en faisait une boisson de tous les jours pendant
l'année entière. Au cours de l'été même, il y a avantage à lui préférer souvent une eau simple bien fraîche
ou de la glace fondue dans le vin.

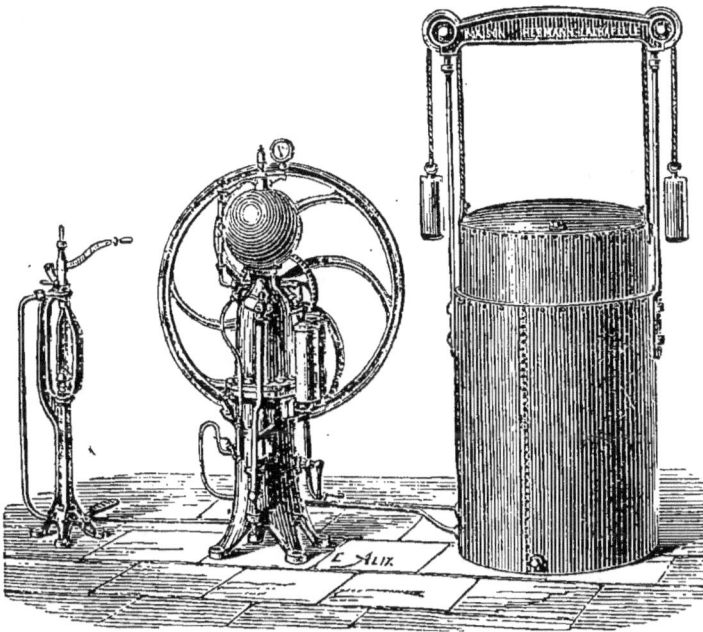

Fig. 14. — *Appareil continu avec gazomètre pour la fabrication des
eaux de seltz, limonades.*

Il est à compression mécanique et à production continue ; il se compose
d'une colonne en fonte en deux parties réunies par des boulons à
écrous, sur laquelle se trouvent groupés le producteur, les laveurs et
le saturateur.

Sa fabrication n'est ni coûteuse, ni compliquée. Nous donnons, page 61, la figure du plus petit des appareils de la maison Hermann-Lachapelle (1), producteur, laveur, gazomètre, saturateur et tirage. Mais la production des plus petits appareils de ce genre dépasse encore de beaucoup les besoins d'un ménage et coûtent en conséquence un prix sans rapport avec ces besoins.

La maison Prudon et Dubost fabrique aussi des appareils continus à tirages réunis, dont le plus petit modèle, pouvant faire 600 siphons par jour, coûte 1.000 fr. seulement.

Dans toute fabrication en grand d'eaux gazeuses, on se sert en France de craie lavée et pilée, connue sous le nom de blanc de Troyes ou de Meudon, et d'acide sulfurique. Tous les appareils de fabrication consistent donc essentiellement dans les pièces suivantes : 1° un tonneau en plomb muni d'un agitateur. C'est le producteur : on y met un mélange d'eau et de craie et on y fait pénétrer, d'un flacon également en plomb qui le surmonte, l'acide sulfurique nécessaire ; 2° un second tonneau en bois qui sert à laver le gaz, à le débarrasser notamment de toute trace d'acide sulfurique

(1) Boulet et Cie, constructeurs.

par le passage à travers des morceaux de craie ; 3° un gazomètre où le gaz va s'emmagasiner sous le poids d'une cloche ; 4° et enfin, un saturateur, cylindre ou sphère, où sous l'action d'une pompe le gaz est mêlé à l'eau à une pression de 5 ou 6 atmosphères.

Dans tous les ménages aujourd'hui, à la campagne comme à la ville, on se sert de petits appareils portatifs en verre ou en faïence qui fournissent instantanément de l'eau gazeuse. Il suffit en effet de jeter dans de l'eau une petite proportion de bi-carbonate de soude avec un peu d'acide citrique ou tartrique pour obtenir de l'eau gazeuse agréable très rafraîchissante qu'il faut d'ailleurs boire immédiatement. L'usage de cette eau comporte toutefois des précautions et des ménagements. Il s'y forme naturellement, en outre de l'acide carbonique, des sels tels que le bitartrate de soude, qui, avalés avec elle, ont une action purgative. Il peut y rester encore un excès d'acide qui à la longue nuit à l'estomac. Pour obvier à ces inconvénients, on a construit des appareils à vases communiquants où l'eau se sature d'acide carbonique sans se mêler aux poudres qui servent à produire ce gaz. Le plus répandu de ces appareils, est l'appareil Briet-Mondollot (1).

(1) Voy. Legrand, *l'Eau de Seltz*, in-18.

Il consiste essentiellement en deux boules de verre juxtaposées, la plus grande au-dessus de la plus petite. Un long tube qui ferme le vase inférieur et s'ouvre au sommet du vase supérieur, établit la communication entre les deux. Les poudres une fois mises en dissolution dans le plus petit, le gaz acide carbonique se dégage et, refoulé par sa propre pression, va saturer l'eau contenue dans le second en remontant le tube. L'eau saturée jaillit d'un robinet à mi-corps de l'appareil, précisément à hauteur convenable. Mais la pression du gaz ne peut jamais être assez forte pour permettre le transvasement. De l'appareil de fabrication l'eau doit être prise directement en boisson. Cet appareil est d'ailleurs, malgré son poids, parfaitement maniable, et l'eau saturée ne contient ni sel, ni rien des corps producteurs de l'acide carbonique. Pour éviter même qu'aucun corps étranger vienne altérer la pureté de l'eau, tous les ajutages métalliques ont été supprimés. Dans les nouveaux appareils les ajutages sont en verre.

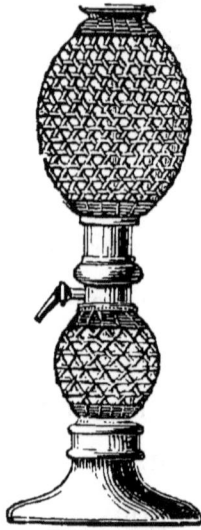

Fig. 15. — *Appareil à eau de Seltz.* Briet-Mondollot.

CHAPITRE III

L'eau aromatisée. — Les tisanes. — Le thé. — Le café, ses succédanés. — Le maté. — Les tisanes proprement dites : La
menthe, la camomille, le tilleul, la feuille d'oranger, la bourrache, le houblon, le gruau. — Le lait et le petit lait. — Le
koumys.

Après l'eau simple, la boisson la plus communément employée et la meilleure, c'est l'eau aromatisée ;
ce sont les infusions et les décoctions.

L'infusion froide de bois de réglisse est une des
boissons aromatisées les plus répandues. C'est le vul-
gaire *coco* dont les marchands, en été, parcourent toutes
nos places publiques fréquentées, en offrant leur
marchandise au son argentin de leur sonnette. Il se
vend un sou la grande timbale et quelquefois deux
verres pour un sou. Sa préparation est en effet des
plus simples et des moins coûteuses. Elle consiste à
faire macérer dans l'eau, pendant une journée, du bois
de réglisse, dans la proportion d'une livre pour cinq
ou six litres d'eau. On ajoute à volonté un peu de zeste
de citron. La boisson *des Calabres* n'est elle-même pas

ZABOROWSKI. Boissons hygiéniques.   5

autre chose. Mais elle peut se faire instantanément. Les épiciers vendent, en effet, dans des boîtes de dix ou vingt centimes, de la racine de réglisse en poudre. Il suffit de jeter une pincée de cette poudre dans un verre d'eau pour avoir de suite un verre de boisson sucrée, aromatique, ayant un peu le goût de l'extrait aqueux, vendu, pour les rhumes, sous forme de bâtons ou de pastilles. Nous connaissons des personnes qui, depuis des années, ne font pas usage d'autre boisson à leur repas.

Dans toutes les régions tropicales, c'est déjà une précaution indispensable que de faire bouillir l'eau. Le filtrage n'est pas en effet une garantie contre la propagation des maladies des pays chauds, le choléra, les diarrhées, les dysenteries, etc. Il n'est pas de règle plus absolue à observer, surtout pour l'Européen en résidence sous les tropiques, que celle qui consiste à faire bouillir son eau de boisson. Ce qui revient presque à dire que les meilleures boissons désaltérantes et excitantes sont encore les tisanes ou *infusions* dans les climats intertropicaux.

Les *infusions* les plus répandues, qui ont une importance économique et sociale considérable par suite de l'énorme consommation qui en est faite, sont le thé, le café et le maté.

THÉ. — Le thé est la feuille d'un arbrisseau de la Chine, qu'on prépare généralement en la desséchant et en l'humectant alternativement plusieurs fois. Il est de plusieurs sortes, suivant les variétés de la plante, les terroirs d'où elle provient, et le mode de préparation. Ces sortes sont au moins au nombre de quatorze en Chine. Elles ne sont pas toutes dans le grand commerce international. Tous nos thés se divisent d'abord en deux groupes: 1° Les thés verts; 2° les thés noirs. Chacun de ces groupes comprend, le premier, celui des thés verts: 1° Le thé *hayseven* ou *hisevin*, un des meilleurs et de ceux qu'on emploie le plus généralement en France ; 2° le thé *chulan*, d'une odeur plus suave ; 3° le thé *perlé* ou *impérial*, d'un parfum très agréable ; 4° le thé *poudre à canon* ; — le second, celui des thés noirs : 1° Le thé *pékao* ou *pakho*, d'odeur forte et suave, le plus fin et le plus estimé des thés noirs : 2° le thé *congo* ou *hoang-fao*, odeur et saveur agréables, thé de famille des Russes ; 3° le thé *souchong* ou *bany*, odeur et saveur plus faibles que celles des deux précédentes sortes.

Le thé le plus estimé en Chine, et aussi le plus parfumé de beaucoup, aussi odorant que la fleur même de l'arbuste, est le thé de la toute première cueillette, c'est la feuille à peine éclose. On n'en récolte que de petites quantités. Et le producteur chinois le vend lui-même sur les marchés intérieurs au prix de 10 fr. la livre, ce qui est beaucoup eu égard à la valeur de l'argent en Chine et à l'impôt que le thé supporte déjà à sa sortie du pays. Cette sorte n'existe donc pour ainsi dire pas sur les grands marchés d'exportation. Le Chinois la prépare en mettant quelques feuilles dans la tasse même qu'il remplit d'eau bouillante et recouvre de sa soucoupe. L'infusion est très claire, d'un jaune d'or très pâle.

Les thés verts donnent aussi une infusion claire d'un jaune très pâle. Les thés noirs ou en mélange donnent une infusion qui, suivant la quantité de feuilles employées, va jusqu'au brun très foncé. On emploie plus généralement les deux sortes ensemble, dans des mélanges variés, où les thés verts énervants n'entrent qu'en moindre proportion. Il y a aussi dans le commerce, pour les petites bourses et les amateurs, de la poudre de thé, débris de feuilles résultant des diverses manipulations. Cette poudre, généralement très aromatique encore, dans les bonnes spécialités, donne une infusion plus foncée et plus forte à quantités égales. Son emploi est de beaucoup plus économique. Il n'en faut pas une cuillerée à café par tasse, dans les conditions où on le fait en France, et il ne coûte que 4 fr. la livre. La mesure ordinaire pour tous les autres thés est d'une cuillerée à café par tasse. Mais en Angleterre, par exemple, on le prend généralement très fort, très foncé en couleur. Il faut, pour le faire limpide et parfumé, une eau peu calcaire. L'eau très calcaire ne donne qu'une infusion trouble. La meilleure eau serait l'eau un peu alcaline, telle que celle des puits artésiens. Viendrait ensuite l'eau distillée ; au dernier rang, l'eau calcaire. Il est donc indispensable que l'eau ne soit versée sur les feuilles de thé qu'après avoir bouilli, et qu'au moment où elle bout. Sans cela on n'obtiendra jamais qu'une infusion sans arome et d'un goût cru. Toute infusion, d'ailleurs, en se refroidissant, abandonne une poudre grise très ténue qui tombe au fond. Cette poudre est une combinaison de tanin et de théine, insoluble dans l'eau froide.

Les Chinois prennent le thé en infusion plutôt faible que forte, car ils peuvent l'avoir dans tout son arome et l'estiment pour son arome principalement. Pour la grande masse d'entre eux, c'est la boisson presque exclusive. Cette boisson est certainement pour quelque chose dans leur sobriété traditionnelle, leur caractère patient, leur aptitude pour le travail, leur intelligente activité.

La faveur dont le thé jouit maintenant en Angleterre a plus fait peut être que les impôts écrasants, pour diminuer les ravages de l'alcoolisme. Il est une ressource vraiment inappréciable pour les peuples du Nord, ceux de la Russie, qui s'en abreuvent matin et soir et en font souvent la base de leur alimentation journalière.

En Angleterre et en Russie, comme on en boit à profusion, pour en avoir toujours sous la main, on ne le prépare pas en général comme en France. L'infusion directe de thé ne reste pas, en effet, longtemps avec tout son parfum et sa saveur; après un quart d'heure ou une demi-heure seulement, elle se fonce trop, devient trop astringente ou amère, et, maintenue au chaud, prend le goût de tisane bouillie.

En Angleterre, en Hollande, en Russie, les ménages sont pourvus de *samowars* pour le thé. Le samowar est un appareil arrondi ou ovoïde en cuivre jaune ou rouge, monté sur pied, et traversé dans sa hauteur par un cylindre formant cheminée. Il est muni d'un robinet à sa base (fig. 16).

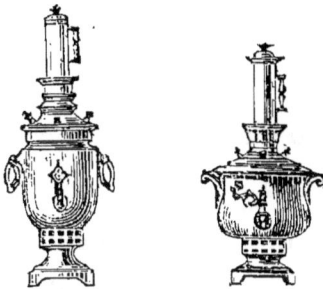

Fig. 16. — *Samowar* (Chevrier).

Lorsqu'il est rempli et recouvert, quelques morceaux de charbon de bois allumé introduits par le haut dans le cylindre intérieur, suffisent à porter rapidement l'eau à l'ébullition. Dès que l'eau bout, on en verse dans une théière de petite dimension, remplie à moitié de feuilles de thé, selon la contenance du samovar, généralement de deux ou trois litres et plus, ou selon le nombre des tasses à servir, et on laisse infuser longuement, en posant la théière au chaud, sur la cheminée même du samovar. On obtient ainsi de l'essence de

thé. De cette essence on ne met qu'un peu dans chaque
tasse, au moment de boire, selon le degré de force
préféré par chacun, et on remplit la tasse avec de
l'eau bouillante qui en régénère l'arome en le diluant.

En France, le thé est encore considéré par la plus
grande partie de la population comme une tisane de
malades ou un breuvage de luxe. On a d'ailleurs fait
peser sur lui un impôt exagéré. L'appât de la fraude
s'en trouve accru d'autant. On mêle surtout au thé
frais des feuilles déjà infusées, éventées ou altérées.
des feuilles de prunier, etc. Le développement de sa
consommation se trouve entravé du même coup.

Depuis quelques années cependant, nous avons
remarqué avec plaisir que dans les foires, les fêtes
foraines, sur les places de marchés, à Paris du moins,.
le débitant de thé chaud, dont la table blanche est
ornée de gais samowars brillants, figure avantageusement au milieu des autres boutiques.

Presque partout, en Amérique comme en Europe,
on met dans l'infusion de thé, soit un peu de lait, soit
le plus souvent un peu d'eau-de-vie ou de rhum. Et
c'est ainsi que dans les pays du nord le thé supplée
parfaitement, avantageusement à l'absence du vin.

En Russie on l'additionne encore, d'ailleurs, d'un peu de vin blanc ou rouge, et ce mélange est plus agréable qu'on ne pourrait le croire au premier abord.

Un physiologiste a cru remarquer que certains thés en usage aux États-Unis, détermineraient des phénomènes d'intoxication chez les personnes, et en particulier chez les femmes et les enfants qui en boiraient plus de cinq tasses par jour. L'appétit deviendrait capricieux, des malaises et des nausées se produiraient après le repas, etc. Cependant des millions d'hommes, notamment en Russie et en Angleterre, prennent par jour, non pas cinq tasses, mais dix, quinze et plus, sans jamais avoir eu à en souffrir d'aucune manière.

Le thé, néanmoins, est un excitant énergique de l'estomac. Et en excitant l'estomac à vide incessamment, on finit bien par le fatiguer, par l'énerver. On cite des exemples de personnes qui, ayant continuellement la théière à la main et buvant de la *lessive chinoise*, depuis le matin jusqu'au soir, ont fini par avoir une dyspepsie avec coliques et flatuosités très pénibles.

Il ne faut pas abuser des meilleures choses. Mais aux dyspeptiques eux-mêmes on peut recommander en toute confiance, comme boisson aux repas, un peu de thé noir macéré à froid dans un demi-litre d'eau sucrée ou du thé au lait.

CAFÉ. — Le café est le fruit d'un arbrisseau qui croît spontanément en Abyssinie, au centre de l'Arabie, sur les côtes de Guinée et de Mozambique (1). De nos jours, la culture du café s'est étendue considérablement. Elle se développera encore dans les pays intertropicaux montueux et secs. Elle est la grande ressource de l'île Bourbon, de Ceylan, de Java, des Antilles, du Brésil, de l'île d'Haïti, etc. Une nouvelle variété, originaire de Libéria, dans l'Angola, dont la végétation est plus vigoureuse et les graines plus grosses, est aujourd'hui propagée activement sur la côte d'Afrique et dans les colonies anglaises. Mais les sortes les plus connues et les plus estimées, sont celles des plus anciennes cultures, telles que le *Moka*, le *Bourbon*, le *Martinique*, puis le *Java*. C'est le café du Brésil et de l'Amérique centrale, qui entre pour la plus grosse part dans la consommation générale.

(1) Voy. Guibourt et Planchon, *Histoire naturelle des drogues simples.*

Le Moka se cultive dans l'Yémen ; il est dirigé maintenant sur Aden et Hodeydah, et de là transporté en Europe par Marseille. Il est bien facile à distinguer des cafés d'Amérique, de Zanzibar et d'Abyssinie, par sa pellicule jaune et sa forme plus ronde. Il est l'objet, à Hodeydah, d'un triage coûteux qui fournit le *Moka perlé*, formé des grains les moins mûrs. Deux cents kilos de Moka ordinaire ne fournissent que 15 à 20 kil. de *perlé*. Hodeydah, d'ailleurs, ne fournit pas à l'Europe plus de 6 à 7 millions de kilog. de café Moka par an. On ne se sert, en général, de ce café qu'en mélange, et que pour relever les qualités des autres sortes.

La torréfaction du café est une opération dont dépend la bonté du breuvage.

Le point est atteint lorsque la surface des grains est devenue luisante, ce qui indique l'entier développement de l'huile aromatique produite par la torréfaction, et lorsque le grain a pris une couleur d'un brun marron, légèrement jaunâtre.

Le café est toujours torréfié ou grillé avant son emploi. Des appareils spéciaux sont pour cela répandus partout. Ils consistent tous en des cylindres de tôle qu'on tourne avec une manivelle au-dessus d'un fourneau de charbon de bois. Mais on le fait griller aussi bien dans un poëlon au-dessus de n'importe quel fourneau ou dans un four de cuisine suffisamment ardent.

On le réduit en poudre au moment de s'en servir. Il se traite alors comme le thé, par infusion, mais par infusion unique ou répétée. Afin d'obtenir la plus grande partie de l'arome agréable, il faut effectuer rapidement la filtration de l'eau bouillante sur la poudre de café et dans la proportion de 100 à 120 gr. pour un litre d'eau. Par la filtration d'un litre d'eau bouillante sur 100 grammes de café torréfié jusqu'à la couleur rousse, on peut dissoudre jusqu'à 25 gr. de substances diverses, dont 5 à 6 gr. de substances azotées. Si la torréfaction était poussée jusqu'à la couleur marron, le café ne céderait à l'eau que 19 grammes de matière soluble, et dans ce cas l'infusion contiendrait seulement 4 gr. 53 de substances azotées.

Cette infusion se fait ordinairement avec le filtre en fer battu, ou cafetière à la Dubelloy, que tout le monde connaît. Mais on a depuis longtemps inventé des appareils qui permettent de faire agir sur la poudre de café la vapeur d'eau et l'eau à la température exacte de l'ébullition sans aucune manipulation, et autant de fois qu'on le juge à propos. L'infusion obtenue avec eux est sensiblement plus forte et plus aromatique.

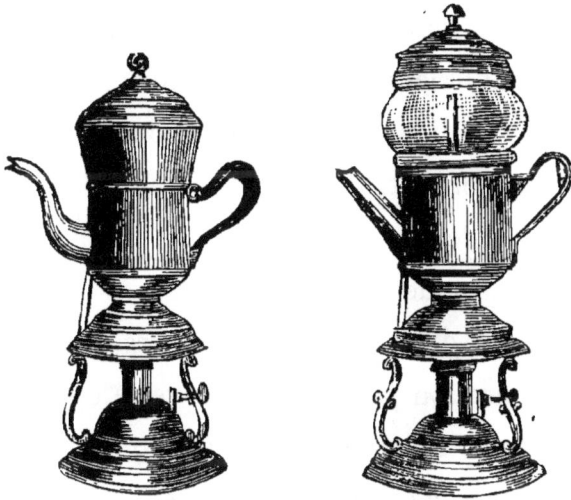

Fig. 17-18. — *Cafetières.*

Ces appareils, dont le principe a été trouvé par Babinet, ont été construits et perfectionnés par Penant. Le plus simple de ces appareils (l'*excellente,* fig. 19 et 20) consiste essentiellement en une cafetière de fer battu, dont le bec se ferme hermétiquement avec un bouchon de bois entouré d'un peu de filasse, et sur laquelle se visse un second corps communiquant avec elle par un filtre. La cafetière est remplie d'eau, et dans le second corps on met le café. Lorsque l'eau bout, elle monte peu à peu à travers le filtre sur le café qui couvre celui-ci ; elle peut remplir ainsi une partie du vase supérieur. On retire alors la cafetière du feu. Le refroidissement détermine un vide dans la cafetière inférieure, et alors, l'infusion de la cafetière du haut, qui a déjà traversé la couche de poudre de café, en montant, la traverse de nouveau rapidement pour redescendre en bas. L'opération peut-être renouvelée presque instantanément.

Lorsque les deux vases sont séparés, ils sont mis en communication par un tube de verre ou de métal terminé par une petite boîte métallique percée de trous. On procède comme ci-dessus, en mettant le vase à eau sur une lampe à alcool. Lorsque la plus grande partie de l'eau bouillante est passée dans le vase contenant le café, la cafetière devenue plus légère se lève par l'action d'un ressort au-dessus de la lampe à alcool, et celle-ci se ferme automatiquement (*cafetière à bascule*). Le refroidissement détermine alors le rapide retour de l'eau dans la cafetière à travers la poudre de café. Nous donnons plusieurs figures d'appareils de ce genre, qui sont appelés évidemment à être presque universellement préférés (fig. 17 à 21).

Nous signalerons encore la cafetière l'*expéditive inexplosible* (fig. 22), et la cafetière russe (fig. 23).

L'usage du café ne se recommande pas avec aussi peu de réserve que celui du thé. Cette boisson, qui est aussi un aliment d'épargne, très aromatique et, sans sucre, très désaltérante et très tonique, agite en effet beaucoup et peut, le cas échéant, engendrer diverses affections, notamment du côté du cœur. Toutefois l'Arabe, le Turc, l'Oriental vit constamment entre sa pipe et une tasse de café. Il prépare son café comme le Chinois son thé, en mettant de l'eau bouillante sur le café dans sa tasse même. On le voit avec cette tasse au fond de sa boutique comme sur le pas de sa porte, sur le trottoir du marché comme sur le sable de la place publique, dans les foires, le long des routes, partout et toujours. En Europe aussi, et dans certaines de nos provinces, le café est la boisson préférée, notamment par les femmes. Beaucoup de nos campagnards s'en régalent les jours de marché ou de foire, et les dimanches, mais en l'additionnant fortement de mau-

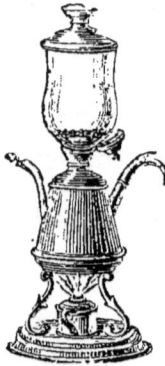

Fig. 19.— *Cafe-
tière à l'excel-
lente* (Che-
vrier).

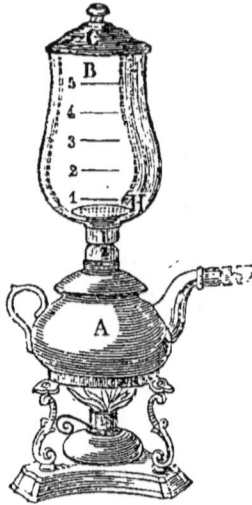

Fig. 20.— *Cafetière
dite l'Excellente
simple* (Penant).

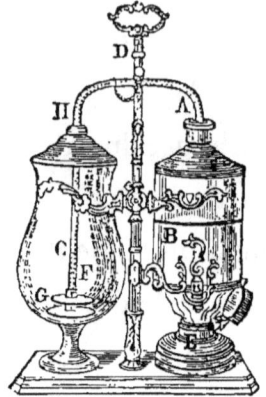

Fig. 21. — *Cafetière à
bascule et à vis* (Pe-
nant).

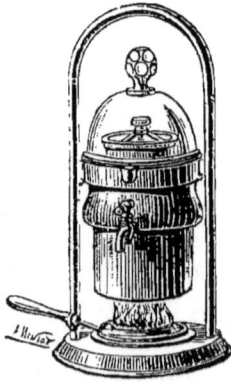

Fig. 22. — *Cafetière l'expéditive
inexplosible* (Chevrier).

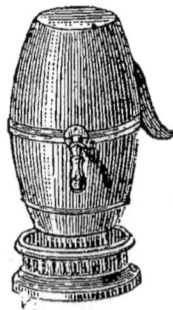

Fig. 23. — *Cafetière
russe.*

vaise eau-de-vie. Nous avons dit déjà qu'en Allemagne un café très léger additionné d'un peu de lait se consomme abondamment, comme le thé en Russie ou en Chine. Nous connaissons des végétariens pour lesquels un ou deux bols de café au lait constituent l'unique boisson de la journée, et qui s'en trouvent bien.

Le café froid sans sucre, additionné de beaucoup d'eau fraîche, constitue la boisson la plus salutaire et la plus économique que l'on puisse employer l'été, aux champs et pour se désaltérer pendant la chaleur du jour.

Le café, et cela surprendra sans doute, retarde néanmoins un peu la digestion en entravant la congestion de la muqueuse stomacale, nécessaire à la sécrétion du suc gastrique. Il renferme d'ailleurs des huiles essentielles, des matières grasses, du tanin, substances peu digestives par elles-mêmes. Il ne faut donc pas le prendre comme digestif, et c'est un préjugé que de le croire indispensable après les repas. Mais il stimule l'organisme entier pendant le travail alourdissant de la digestion. Et lorsqu'on en a l'habitude, sa privation, surtout après un repas copieux, est très pénible et vous livre à l'engourdissement et au sommeil. Il se trouve indiqué dans les cas de dyspepsie avec congestion excessive de l'estomac.

C'est toutefois un stimulant bien inutile et quelquefois funeste après le repas du soir.

SUCCÉDANÉS DU CAFÉ. — On a cherché et proposé pour le café de nombreux succédanés. Plusieurs de ces succédanés, le gland, la chicorée, etc., sont encore fort employés. Mais ils ne peuvent donner l'illusion du café, puisqu'aucun d'eux n'a ses propriétés et surtout son arome. La *chicorée*, par exemple, est appréciable pour ses propriétés rafraîchissantes. Mais, quiconque la prendrait en guise de café et pour en obtenir les effets de celui-ci, se tromperait totalement. En dehors de ces prétendus succédanés, toutefois, il existe des produits naturels qui, par leurs qualités semblables ou analogues, pourraient bien être appelés à une certaine fortune. Nous ne voulons pas parler de l'arachide ou noix de terre, mais de la *noix de Kola*, qui jouit dans toute l'Afrique occidentale d'une estime toute particulière parmi les nègres. Cette noix, une sorte de grosse châtaigne, renferme des éléments essentiels du café et du chocolat, et elle est, en effet, à la fois nourrissante et excitante.

Le Maté est un équivalent du thé, très répandu C'est une infusion de la feuille d'un arbuste de l'Amérique méridionale, la *Yerba*, *ilex paragayensis*. Il a les propriétés du thé, et remplace à la fois le thé, le café et l'alcool. C'est, de plus, un aliment d'épargne qui constitue une des bases de la nourriture au Brésil, dans la République Argentine, le Chili, le Pérou, la Bolivie (1). Le Brésil seul en exporte chaque année plus de 30 millions de kilos, et sa consommation totale s'élève à plus de 500,000 quintaux.

« C'est, dit un auteur, la boisson unique, et il n'y a pas de maison où la calebasse où se fait l'infusion des feuilles de *l'ilex* et qui lui a donné son nom de *maté* ne circule à la ronde, de la main à la main des hôtes, qui boivent tous au même chalumeau d'argent (*bombilla*), lequel sert en même temps de passoire et de cuiller pour remuer les feuilles, si on prend le maté sans sucre, ou le sucre en poudre, avec la poudre

(1) Voy. A. Marvaud, *Des aliments d'épargne : alcool et boissons aromatiques (café, thé, maté, cacao, coca)*; 1874.

de feuilles. Les femmes en absorbent dix et douze tasses par jour. » Le maté est peut-être plus excitant que le thé, mais il n'en a pas le parfum. De plus les feuilles de *l'ilex* se réduisant facilement en poudre très fine, il n'est donc pas très limpide. Nous en parlons suivant notre expérience. Ce n'en est pas moins une boisson très recommandable et qui rendra un jour bien des services. Il est dès maintenant très aisé de se procurer du *maté* à Paris. Il s'en vend couramment dans les spécialités de produits coloniaux.

Un mot maintenant des boissons employées généralement comme tisanes proprement dites.

En tête de ces tisanes se placent la *menthe poivrée* et la *camomille romaine*. De toutes les deux on peut faire avec avantage un usage journalier.

LA MENTHE (*Mentha piperita* et *M. viridis*). — La menthe (la verte et la poivrée) jouirait sans doute d'une grande vogue si elle nous venait de pays lointains avec force réclame. Mais c'est une plante modeste, qui pousse même spontanément dans nos haies humides et se multiplie très vite, avec ses tiges qui courent à fleur de terre et s'enracinent pour former de nouveaux pieds.

Son usage prolongé peut être échauffant, et on l'emploie, en effet, surtout dans les dérangements intestinaux avec coliques, sur lesquels elle a une action certaine et prompte. Mais avec ses propriétés toniques, excitantes, stomachiques, antispasmodiques, elle a une action générale sur le système nerveux et combat la débilité de l'estomac, les palpitations de cœur, l'hypocondrie elle-même. Nous ne connaissons pas de boisson plus avantageuse pour être prise après le repas du soir, comme thé, au cours de l'été, où la chaleur, les boissons trop froides, les fruits, disposent à l'atonie, et engendrent des troubles intestinaux.

Toutes les parties de la plante sont bonnes : on prend de préférence les jeunes tiges vertes, sur lesquelles on jette de l'eau bouillante. Hors de la saison, on ne dispose que de ses tiges séchées. Il en faut 8 à 10 gr. par litre d'eau (1).

La Camomille. — La camomille romaine (*Anthemis nobilis*) est plus particulièrement stomachique. Son

(1) Voy. Héraud, *Nouveau Dictionnaire des plantes médicinales.* Description, habitat, culture, récoltes, conservations, usages dans le traitement des maladies ; 1884.

action, dans les relâchements des fibres de l'estomac, l'atonie des fonctions digestives, est admirable. Aussi procure-t-elle aux personnes dont les digestions sont longues et laborieuses un soulagement véritablement délicieux. Elle est quelquefois trop excitante pour certains dyspeptiques. Pour la plupart elle est un véritable bienfait. On s'habitue vite à son goût, qui finit par être agréable. ¡Trop forte cependant ou infusée trop longuement, elle dégage une odeur de camphre. En outre de principes résineux, d'huile volatile et de tanin, elle renferme en effet du camphre. Elle en renferme bien moins que ses voisines, la *camomille puante* (*A. Cotula*) et la matricaire (*Matricaria parthenium* et *M. chamomilla*), qui se rapprochent davantage, par leur action, de la menthe poivrée. Cependant cette odeur peut rebuter. Il n'y a donc aucun avantage à la prendre trop forte.

Deux fleurs, fraîches ou sèches, trois fleurs, suffisent pour une tasse. Ou bien on ne les fait pas séjourner du tout dans l'eau bouillante; mais on les met, au nombre de huit à dix, dans la passoire d'une théière, et on fait simplement écouler l'eau bouillante dessus, au moment de boire.

La camomille romaine remplacerait avantageusement, pour bien des personnes, le thé et le café. Et il est certain que son usage n'est pas assez répandu, qu'elle n'est pas assez connue pour ses qualités excellentes.

Le Tilleul. — Le tilleul n'a pas la même activité. C'est un antispasmodique anodin, mais légèrement diurétique. Son arome est agréable. Son infusion forme donc un thé très recommandable. L'infusion de feuilles d'oranger répond absolument aux mêmes indications. Elle a, de plus, cet avantage qu'elle peut être mêlée à quelque autre boisson comme le lait, pour l'aromatiser.

Les pectoraux émollients, comme les quatre fleurs (mauve, violette, coquelicot, pied-de-chat, *gnaphallium dioicum*), ou la violette et la mauve seules ; les diurétiques, comme le chiendent, la bourrache, fournissent aussi des tisanes qui ne sont pas désagréables et répondent à des indications nombreuses.

La Bourrache. — La bourrache (*Borrago officinalis*) en particulier, est souvent appelée le thé du pauvre, à cause de l'usage fréquent qui en est fait. On emploie de préférence les fleurs fraîches ou sèches qui donnent une infusion d'un goût plus fin.

Dans les cas spéciaux, et pour en obtenir toute l'action sudorifique ou diurétique, par exemple contre le rhumatisme musculaire , on emploie généralement les feuilles sèches dans les conditions suivantes:

Feuilles sèches de bourrache . .   10 grammes.
Eau distillée bouillante 1,000   —
Infusion pendant une demi heure.

Ces dernières tisanes, on le voit, sont médicamenteuses à cause de leur action toute spéciale. Mais elles peuvent rendre, en dehors de tout état de maladie caractérisé, des services très grands comme boissons chaudes, propres à prévenir les troubles si fréquents, par les froids humides, des voies respiratoires et des reins.

La tisane de houblon sera préférée dans les cas où l'on voudrait obtenir de sa boisson ordinaire une action légèrement dépurative. Nous ne mentionnons que pour mémoire la tisane de chicorée sauvage, d'ailleurs excellente en été, comme dépurative et rafraîchissante, mais dont l'amertume est trop désagréable, même lorsqu'elle est mêlée au vin.

Le Gruau. — La tisane d'orge ou mieux de gruau, douce, rafraîchissante, d'un goût fin très légèrement vanillé, et dont on se sert pour couper le lait des jeunes nourrissons, mérite d'occuper une place plus large. Lorsqu'elle est fraîchement faite, tiède, froide ou chaude, c'est une des meilleures qui conviennent le soir en se couchant.

Le Lait. — Le lait peut être pris également comme boisson entre les repas ou en se couchant. Son usage prolongé a une action reconstituante pour ainsi dire illimitée; et, dans les maladies, c'est le plus simple, le plus naturel, le plus efficace, le meilleur des aliments.

Il est d'une saveur douce et agréable. Le lait de vache se rapproche par ses propriétés physiques et sa composition du lait de femme, ce qui justifie l'emploi de ce lait pour les jeunes enfants (1). Le lait s'aigrit facilement à l'air, surtout lorsque la température est élevée; et, dans les temps orageux, il s'y développe de l'acide lactique qui détermine la coagulation du caséum.

(1) Voy. Donné, *Conseils aux mères sur la manière d'élever leurs enfants nouveau-nés*, 7ᵉ édit., p. 86-87, Composition du lait.

La matière caséeuse se sépare en grumeaux, en entraî-
nant les globules graisseux, et l'on dit que le lait est
tourné : on évite cette altération du lait, sans nuire
beaucoup à la qualité du lait, en y ajoutant deux ou
trois millièmes de carbonate de soude. C'est une
pratique trop répandue et que nous ne recomman-
dons pas.

Un abaissement convenable de température peut
suffire à assurer la conservation du lait.

Pris chaud ou réchauffé, il est ordinairement lourd
pour les gastralgiques notamment. Pris froid, il désal-
tère très bien et se digère de même, sauf pour les personnes dont l'intestin irritable est prédisposé aux flux
diarrhétiques. Pris de suite après avoir été trait, il est
digéré et assimilé ordinairement très vite ; mais sa
saveur tiède répugne alors à bien des personnes inac-
coutumées. Dans tous les cas, d'ailleurs, il ne faut pas
l'absorber en grande quantité d'un seul coup ; il char-
gerait alors l'estomac et pourrait écœurer. La meilleure
façon de le prendre consiste donc à l'avaler plutôt
frais que tiède, par petites gorgées, avec un peu de
sucre. Lorsqu'on est obligé d'en boire beaucoup, on
peut en rendre le goût plus tentant et la digestion

encore plus facile par l'addition d'un peu de cognac
ou de kirsch. Les personnes nerveuses et d'un estomac
délicat, trouveront un réel avantage à en boire le soir,
sucré et additionné de fleur d'oranger.

LE PETIT LAIT. — Le lait, une fois écrémé et caillé,
abandonne un liquide jaune très clair, limpide, légèrement acidulé : c'est le serum du lait, c'est le *petit
lait*. Il renferme surtout des sels, et en particulier du
phosphate. Il est donc encore nourrissant, mais en
même temps très léger à l'estomac et très rafraîchissant.
Il est utile dans presque toutes les maladies chroniques, et notamment dans la dyspepsie et l'hypocondrie consécutive. On l'emploie spécialement
contre la constipation, en l'administrant à jeun à la
dose de 200 ou 300 grammes. Il est certainement
affligeant de voir tant de personnes souffrant d'un
échauffement permanent, altérer davantage leur santé
par l'emploi de drogues coûteuses, au lieu de recourir
à cet excellent produit naturel d'une saveur piquante
qui n'écœure jamais.

LE KOUMYS. — Les peuples nomades du sud-est de

la Russie et de l'Asie centrale, les Kirghiz en particulier, habitant la patrie originaire du cheval, et en-
tretenant des troupeaux de juments, font de temps
immémorial fermenter le lait de ces animaux.

La boisson qu'ils obtiennent ainsi, le *koumys*, est
depuis bien longtemps signalé pour ses propriétés
nutritives et reconstituantes. Le koumys participe, en
effet, des propriétés nutritives du lait (1). Mais c'est
un lait dont la caséine est en quelque sorte pepto-
nisée, devenue plus assimilable, où s'est développé
de l'acide lactique, qui est un des acides du suc gastrique et excite la sécrétion de la pepsine, où le sucre
de lait enfin a donné naissance à de l'acide carbonique et à de l'alcool, l'un et l'autre stimulants et
digestifs.

Le koumys est donc d'une grande et évidente
utilité dans tous les cas où le lait étant nécessaire
ou indispensable, ne peut cependant pas être toléré.
Il remplit le même but que la viande crue et l'alcool. On l'a donc surtout préconisé dans tous les cas
d'anémie, de consomption, de phtisie. « On l'emploie

(1) Voy. Fonssagrives, *Hygiène alimentaire des malades, des
convalescents et des valétudinaires;* Paris, J.-B. Baillière.

avec de constants succès, dans les convalescences des maladies graves, telles que la fièvre typhoïde; dans les névroses, la chlorose des jeunes filles, si souvent accompagnée de perversions nutritives et de dégoût des aliments ; dans les vomissements incoercibles de la grossesse; l'albuminurie, le diabète, le cancer de l'estomac, etc., etc. »

L'usage du koumys a été introduit en France notamment par le Dʳ P. Landowski (1). On le fabrique pratiquement à Paris, avec du lait de vache additionné d'un peu de lait d'ânesse. Le jardin d'Acclimatation en fait distribuer chaque matin en même temps que du lait, et en tient un dépôt à la Pharmacie centrale de l'Est, rue de Strasbourg, où on peut en déguster gratuitement.

Beaucoup de personnes délicates, en particulier des enfants, des jeunes filles, des jeunes femmes, si elles le connaissaient, reconnaîtraient bien vite quel avantage elles auraient à en faire leur boisson habituelle. Le nom sous lequel on le propage de *champagne lacté des Kirghiz*, en indique l'aspect mousseux. Il est

(1) Landowski, *Journal de thérapeutique de Gubler.*

acidulé et rappelle le goût de la bière. On le prescrit aux malades par demi-bouteilles, d'abord, à prendre le matin, une heure avant les repas et deux heures après. On augmente ensuite la dose jusqu'à deux et trois bouteilles par jour.

CHAPITRE IV

I. LES FRUITS

L'eau pure mise à part, la plus agréable boisson désaltérante et rafraîchissante, est le jus des fruits légèrement acidules. C'est la première qu'aient connue nos ancêtres, et c'est la meilleure. Peut-être, à bien regarder, est-elle encore la plus répandue. Le vieux conseil de la sagesse populaire :

Gardez une poire pour la soif

en est un témoignage bien catégorique. Lorsqu'on a à sa portée de bons fruits, il n'y a pas à s'inquiéter de l'origine, de la façon, de la pureté de sa boisson. On peut prendre celle-là telle qu'elle s'offre des mains de la nature. Elle est saine, nourrissante, dépurative et reconstituante. L'eau qu'elle contient a été distillée par les organes des plantes, en s'enrichissant d'éléments nutritifs salubres. Elle ne renferme aucun germe; elle ne peut par elle-même transmettre aucune maladie. C'est donc en principe un tort grave que de détourner les enfants du goût naturel spontané pour les fruits. Mais tous les fruits ne sont pas également bons, et l'habitude en étant perdue, il en est qui déterminent des effets laxatifs et débilitants. Il faut évidemment observer de la mesure à leur égard comme en toute chose. Ils forment d'ailleurs, à notre point de vue, plusieurs catégories. Dans la première, nous rangerons les fruits mangés comme désaltérants presque uniquement, c'est-à-dire en guise de boissons plutôt qu'autrement.

L'ORANGE vient en tête de ceux-là : dans le Midi, en Espagne, particulièrement sur la côte d'Afrique, c'est journellement, le matin même en se levant, et à tous les instants, qu'on se rafraîchit avec une orange. L'orange mûre à point y est d'ailleurs aussi douce à l'estomac qu'agréable au goût. Nous ne l'avons pas en Europe avec toutes ses qualités. On sait pourtant qu'il s'en fait, surtout le soir au théâtre, une grande consommation. Elle n'est jamais nuisible, à moins d'être trop acide par défaut de maturité. Depuis bien des années, on en fait un vin qui mériterait d'être plus connu et plus employé qu'il ne l'est. On prépare aussi avec elle une liqueur rafraîchissante, l'*orangeade*.

(Pour faire l'*orangeade*, mettre le zeste de quatre oranges infuser dans un litre de sirop froid à 3o° et mêler ensuite à ce sirop le suc exprimé d'une dizaine d'oranges, passé au préalable à travers un tamis.)

Le *citron* doux, dans l'Afrique du Nord, est employé aux mêmes usages que l'orange; mais il est loin de la valoir, tout en étant peut être plus désaltérant.

Le RAISIN, après l'orange, devrait tenir assurément la première place comme *fruit-boisson*. C'est d'ailleurs aussi un aliment, car il contient des principes azotés, albuminoïdes et respiratoires, ainsi que des minéraux dans des proportions qui répondent parfaitement aux besoins de notre organisme. On a pu le comparer même au lait de femme. En effet sur 100

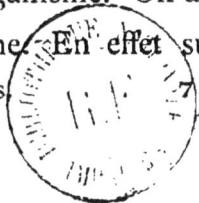

parties, le lait de femme contient :

Eau	87
Matières albuminoïdes, etc.	1,5
Sucre, gomme	11
Sels minéraux	0,4

Le jus de raisin contient :

Eau	80
Matières albuminoïdes, etc.	1,7
Sucre, gomme	16
Sels minéraux	1,3

Voici en outre quelle est la richesse en principes minéraux du jus de raisin. Ses cendres fournissent sur 100 parties :

Potasse.	66 environ
Acide phosphorique . . .	16
Acide sulfurique	5
Magnésie	4
Chaux	4
Silice	2
Soude	2
Chlore	0,9
Oxyde de manganèse . . .	0,5
Oxyde de fer	0,4

En outre, la pellicule du raisin, et surtout celle du raisin noir, renferme en plus de la matière colorante, une forte proportion de tanin. Le tanin est encore en proportion plus grande dans les pépins qui contiennent en outre du phosphate de chaux et jusqu'à 10 o/o d'une huile grasse essentielle.

La composition varie selon les sortes et encore plus selon les terroirs. Les raisins dits de table sont naturellement préférés, dans tous les cas. Les raisins blancs surtout, à pellicule mince, à jus abondant et sucré; le chasselas de Fontainebleau en reste le type parfait ; mais plusieurs autres sortes le valent qu'il serait trop long d'énumérer ici (Madeleine blanc, précoce de Courtillier, Corinthe blanc, etc., etc.).

Le plus hâtif des raisins noirs de table, le *Madeleine* noir, est à grains trop petits pour être aussi désaltérant que les précédents. Il n'est pas moins sucré, mais il est plus astringent par l'effet de la masse relative de sa pellicule et de ses pépins. D'autres raisins noirs, ne mûrissant pas d'ailleurs, sans soins spéciaux, sous le climat de Paris, sont au contraire extrêmement charnus et juteux : à leur tête se place le Frankental à très gros grains.

C'est du Midi que nous viennent les raisins à très gros fruits, tels que *Panse jaune, Saint-Pierre, Gros-Coulart*. Ils sont peu coûteux relativement à leur aspect magnifique. Mais leur chair souvent croquante ne vaut pas celle du chasselas ordinaire au point de vue où nous nous plaçons.

Les raisins de vigne, pour la plupart à petits grains, offrent les avantages et les inconvénients du *Madeleine noir*. Mais leurs qualités sont aussi diverses que leurs origines, leur terroir, leur exposition, leur mode de culture. C'est avec eux que par suite de leur inépuisable abondance se font habituellement les cures au raisin, notamment en Autriche et en Suisse (1).

La cure au raisin consiste à manger chaque jour une certaine quantité de ce fruit, sans autre chose. La quantité qui convient à chacun peut varier d'une livre à six livres et plus. Si l'on en mange le matin à jeun, on peut s'attendre à en ressentir au bout de trois ou quatre jours un effet laxatif assez prononcé. Il faut donc se surveiller et se comporter suivant les exigences de son tempérament. En général, après quelques jours d'une cure bien faite, « la circulation s'achève, les vaisseaux se distendent, la coloration de la face et des vaisseaux se prononce, un sentiment de

(1) Voy. Ed. Carrière, *les Cures de petit lait et de raisin dans le traitement des maladies en Allemagne et en Suisse*.

bien-être et de force se répand dans l'économie. Les
sécrétions augmentent, les excrétions deviennent plus
liquides et plus foncées, et, malgré un état passager
de relâchement, la peau prend de la fraîcheur, se dis-
tend, accusant un embonpoint, témoin bientôt persis-
tant d'une assimilation plus parfaite. »

Le raisin est le premier fruit qu'on puisse permettre
à un convalescent. Et sa fraîcheur sucrée égaie et
réconforte même les malades. On recommande son
usage journalier dans l'hypocondrie consécutive au
catarrhe sec de l'intestin, dans la goutte, la scrofule,
la tuberculose même. Il est presque impossible de se
le procurer dans le Nord, principalement à cause des
frais de transport et d'octroi qui pèsent sur lui.
Son époque de maturité ne correspond pas aux
grandes chaleurs de l'été.

Les Cerises ne valent pas beaucoup moins que les
raisins comme fruits désaltérants. Elles peuvent passer
pour quelque peu laxatives ; mais cette action est
presque insensible. Et leur qualité maîtresse, c'est
d'être rafraîchissantes. Leurs queues comme leurs
feuilles ont des propriétés diurétiques. Elles sont aussi

quelque peu nutritives. De sorte que leur usage journalier, fréquent, ne peut offrir réellement aucun
inconvénient. Si en en mangeant on ne peut cependant se dispenser de boire, elles restreignent la soif
et empêchent ainsi de fatiguer l'estomac par l'absorption de liquides en grande quantité. Leurs variétés
extrêmement nombreuses sont de qualités inégales.
Elles se classent en deux grands groupes : 1º celui
des fruits doux; 2º celui des fruits acides.

Les cerises douces offrent des aspects très différents,
depuis le blanc jaunâtre jusqu'au noir. Une des
sortes les plus hâtives est le *bigarreau* à chair croquante, blanc et jaune généralement. Elle est malheureusement très souvent véreuse. Les cerises aigres-
douces sont pour la plupart d'un rouge vif groseille
ou moins clair, passant au rouge brun en mûrissant.
Ce sont les plus juteuses et les plus désaltérantes.
Leur noyau est généralement petit. La cerise de *Mont-
morency* en est le type bien connu. Ce sont elles
qu'on emploie de préférence pour les compotes, les
conserves à l'eau-de-vie, etc.

MELON. Il nous faut mentionner à côté de ces fruits

un légume aussi savoureux qu'eux quoique d'une autre manière, parce qu'il en est fait un usage tout semblable. Il s'agit du *melon*. Dans le Midi, surtout en Espagne, on mange journellement, même en voyage, en chemin de fer, un de ces petits melons d'eau, très sucré et plein de jus, uniquement pour se désaltérer. Pour beaucoup de Napolitains les pastèques remplacent réellement toutes les boissons. Ces fruits coûtent d'ailleurs fort peu, proportionnellement moins que nos cerises. Les pastèques ou melons d'eau, de la famille des courges et non des melons, sont d'une chair extrêmement fondante, sucrée, quoique fade. Ils ne peuvent malheureusement pas se recommander sous nos climats. Nos gros cantaloups, les seuls du genre dont la culture est étendue, sont lourds, souvent sans sucre, très froids à l'estomac, très coûteux. Mais l'usage du petit melon du Midi, comme entrée pour le repas du matin, est en été très rationnel ; en rafraîchissant, il empêche de boire avec excès. Toutefois dans le Midi on le mange souvent au dessert.

La plupart des autres fruits remplissent le même office. Ils modèrent le besoin de boire ; et presque

tous en même temps apportent à l'économie des sels
et des matières amylacées nutritives.

La Groseille est extrêmement désaltérante. Son jus
exprimé forme avec un peu d'eau et de sucre une boisson acidulée qu'aucune autre boisson du même genre
ne surpasse. Elle a de plus que les autres le mérite de
convenir dans une foule de maladies avec fièvre où
elle exerce une action tonique et diurétique. On peut
mêler avec elle un peu de framboise.

Le Cassis ne s'emploie guère qu'en alcoolat en guise
de liqueur. Mais cet alcoolat mêlé avec de l'eau est
une excellente boisson apéritive et digestive. L'infusion théiforme des feuilles de cassis est aussi très
parfumée, apéritive et diurétique.

La Prune, bonne pour tant d'usages, et qui, ainsi
que la groseille, vient dans les grandes chaleurs, doit
inspirer quelque méfiance. Très sucrée, très juteuse,
elle forme avec le pain un bon aliment, un des plus
agréables, pour le goûter de midi, pendant l'été. Mais
elle devient facilement trop laxative, et elle prédispose

alors aux diarrhées et, le cas échéant, à la dysenterie. Il faut éviter de la manger à jeun. La prune *Reine-Claude*, la plus juteuse et la plus sucrée, est aussi la plus recommandable. La prune *Monsieur*, violette, plus belle et plus hâtive, n'est pas aussi sucrée, sauf à son dernier degré de maturité. Les Mirabelles et les Quetche sont peu sucrées et peu juteuses relativement.

La Pêche est pour le moins aussi savoureuse que la prune et elle rafraîchit davantage. Deux petites pêches de vigne suffisent à couper la soif.

La Pomme, plus abondante et moins chère, qui ne coûte rien dans certaines régions, est aussi un des meilleurs fruits désaltérants. Elle mûrit malheureusement surtout en hiver. Mais même dans les grands froids, où nous n'avons plus que des légumes secs et et de la viande échauffante, c'est un vrai plaisir et un réconfort que de mordre dans une bonne pomme. Manger des pommes pendant l'hiver, lorsque les légumes frais font défaut, peut même être nécessaire à la santé.

La Poire, supérieure à la pomme, n'a pas tout à fait les mêmes avantages comme rafraîchissant. Elle est un peu froide pour l'estomac. Mais la plupart des bonnes poires cultivées sont des fruits qui, par leur saveur et leur jus sucré, surpassent tous les autres fruits, sauf peut-être la pêche et l'abricot. Ils sont, de plus, presque toujours très juteux. Et leurs variétés sont si nombreuses qu'on en trouve pour tous les goûts et pour tous les usages.

Les autres fruits ne réclament pas, à cette place, de mention spéciale, sauf la *fraise*, un des meilleurs et des plus fins desserts connus, et qui, malgré ses qualités un peu froides, est recommandable contre la gravelle et la goutte. Cependant l'*épine-vinette*, la *cornouille*, la *mûre*, la *myrtille*, qu'on trouve à l'état sauvage, rendent des services trop méconnus et qu'on pourrait étendre encore avec avantage.

II. LES BOISSONS DE FRUITS

Presque avec tous les fruits, il est possible de faire des boissons excellentes qui se conservent, qui se transportent. La vogue de deux d'entre elles, le cidre

et le vin (1), l'ancienneté, la très sûre valeur commerciale du vin surtout, sa supériorité incontestable, sa
réputation universelle, ont fait négliger les autres
boissons de fruits. Plusieurs de celles-ci cependant ne
le cèdent en rien au vin lui-même. Et si elles étaient
connues, ce serait un grand bien pour les consommateurs qui consentent à boire un vin détestable, à la
place de quelque autre bonne boisson de fruits.

Il y a malheureusement, en effet, un préjugé très fort
en faveur du vin, quand même celui-ci est fabriqué de
toute pièce. Préjugé si fort que bien des personnes
croiraient déchoir en se mettant dans le cas de faire
connaître qu'elles l'ont abandonné pour une boisson
moins coûteuse et meilleure, déjà pour cette seule raison
qu'elle n'est point falsifiée comme il l'est si souvent.

La plupart des boissons de fruits peuvent être faites
en petite quantité dans les ménages. Chacun du moins,
ainsi, est en mesure de suivre son goût pour elles,
sans s'occuper des fantaisies du public et des incertitudes de la production. Nous allons donner quelques
formules des meilleures boissons de fruits des plus

(1) Voy. Antoine de Saporta, *la Chimie des vins* (Petite
Bibliothèque scientifique). Paris, 1889, J.-B. Baillière et fils.

pratiques. Commençons par la plus simple et qui peut être faite avec tous les fruits quelconques et même avec les fruits tombés, blettis, les déchets, les pelures. Elle est vraiment commode pour tous ceux qui ont un jardin et veulent tirer profit des non-valeurs de leur récolte.

Première recette de boisson de fruits.

Dans un tonneau de cinquante litres, largement ouvert à la bonde, on met les fruits tombés ou piqués, surtout des *pommes et des poires coupées par quartier, jusqu'au quart de la contenance ou plus. On ajoute deux à trois kilos de cassonnade ou de sucre, un litre d'eau-de-vie ordinaire ou d'eau-de-vie blanche à fruits et on remplit d'eau.* Après quinze jours, on a une boisson pétillante et douce qui peut valoir un très bon cidre. A fur et à mesure qu'on a des fruits endommagés ou tombés avant maturité, ou même des pelures, on les ajoute. Dès que le fût est vide d'un cinquième, il est bon de le remplir de nouveau, quitte à mettre encore un peu de sucre et d'eau-de-vie. Cela quatre ou cinq fois de suite et plus encore.

Avec les quarante litres primitifs, on peut ainsi, sur le même fond de fruits, faire jusqu'à cent litres de boisson. Faute de pouvoir ajouter du fruit, des personnes mettent un peu (très peu) de betterave à sucre qui relève le goût.

Cette boisson n'est pas seulement agréable, elle est sirupeuse et nourrissante, d'autant plus qu'elle renferme plus de fruits blettis.

Deuxième recette de boisson de fruits.

Cette recette-ci ne vaut pas la précédente. Elle donne néanmoins une boisson très saine et encore moins coûteuse.

Pour un tonneau de cinquante litres, on concasse 20 grammes de graines de coriandre, avec 2 kilog. et demi de pommes sèches. On mêle avec 15 grammes de fenouil et 100 grammes de fleurs de houblon. On jette le tout dans le tonneau, puis on verse 15 centilitres d'esprit 3/6 et on remplit d'eau. Après dix jours de macération, la boisson est faite.

Troisième recette.

Un grand nombre de fruits peuvent donner une boisson satisfaisante, rien que par leur macération dans l'eau, sans autre ingrédient.

Nous mettons pour le moment le raisin de côté, et nous commençons par les petits fruits rouges.

Pour 100 litres d'eau :

Groseilles diverses, cerises, framboises, mûres et
    cassis mêlés. . . . . . 15 kilogrammes
Sucre 15   —
Sel . . . . 70 grammes
    Eau-de-vie ordinaire : 7 à 8 litres.

On foule et écrase les fruits et on jette dessus l'eau dans laquelle on a fait fondre le sucre et le sel. On laisse fermenter dans un tonneau recouvert de son fond ou d'une toile; puis on soutire et on mêle au liquide obtenu la quantité d'eau-de-vie nécessaire pour la force qu'on veut lui donner et le temps qu'on veut le conserver.

Au bout de quelques mois, on a une boisson excellente dont la couleur rouge égaie les yeux et dont le parfum et le goût éveillent l'appétit. Cette boisson peut revenir aussi cher que du petit vin ou du vin ordinaire, à 40 c. le litre environ, mais elle est capiteuse et vaut du très bon vin. Beaucoup de vins ordinaires qu'on paie 5o, 6o c. le litre et plus, ne diffèrent d'elle que par la présence du raisin auquel on mêle, et justement pour bonifier, une forte proportion de groseilles et de cassis.

Quatrième recette.

Voici une formule analogue à la précédente qui donne un vin meilleur marché de moitié.

Pour 100 litres d'eau :

Groseilles rouges et blanches .	1 5 kilogr.
Cassis	1 5 —
Petites cerises avec queues et noyaux . . , ...	1 5 —
Baies de genièvre.	2 litres
Miel.	5oo grammes

On fait bouillir les baies de genièvre dans 3 litres d'eau et on ajoute le miel. Une fermentation s'établit. On jette ensuite ce liquide sur les fruits écrasés et concassés. On mêle avec une partie de l'eau à plusieurs reprises. On remplit le tonneau et on ferme.

La quantité des fruits est, dans cette boisson, trois fois plus élevée que dans la précédente, mais on n'y met pas de sucre, pas d'eau-de-vie, et cela fait une économie considérable.

On obtient un vin plus doux, mais d'ailleurs d'une vinosité moindre. Il n'est pas inutile d'y ajouter un litre de bonne eau-de-vie ordinaire.

Cinquième recette.

Avec des groseilles seules, ou additionnées seulement d'un peu de framboises pour le bouquet, on fait d'excellent vin, dans les conditions suivantes :

Au jus des fruits mûrs, simplement écrasés et pressés, on ajoute de l'eau en quantité double de celle du jus lui-même, et on sucre dans la proportion de 200 grammes par litre, ou de 15 à 20 kil. par 100 litres. On laisse fermenter en baril et déposer un mois. On soutire ensuite et on colle comme à l'habitude, en ajoutant un peu de sel. Cette recette est la meilleure lorsqu'on a du fruit à discrétion. A part cela il est peut-être préférable de demander aux fruits une boisson de tout usage plutôt qu'un vin corsé.

Pour 100 litres de boisson, on peut donc prendre :

Groseilles	40 kilogr.
Framboises rouges	8 —
Sucre	15 —
Eau-de-vie.	4 litres

Après avoir écrasé les fruits, et fait fondre le sucre à part dans de l'eau chaude, on met le tout dans une cuve ou un tonneau défoncé, de la contenance voulue, et on ajoute dessus le restant de l'eau (eau de rivière ou de pluie). On mêle ensuite au liquide 125 grammes de levure de bière, délayés au préalable dans un peu d'eau. On couvre après avoir brassé. La fermentation, qui dure trois ou quatre jours, selon la température, une fois terminée, on passe le vin au tamis et le marc au pressoir. Cela fait, il est temps de mettre l'eau-de-vie. Il est préférable de serrer d'ailleurs dans de petits barils qu'on ne ferme complètement qu'après une dizaine de jours pendant laquelle les gaz de la fermentation se dégagent.

On tient le vin en baril jusqu'à ce qu'il s'éclaircisse. Il n'est pas inutile, pour sa conservation, d'y mettre une pincée de sel, dès le commencement de la préparation. Ce vin peut revenir à 30 ou 40 cent. le litre, à moins qu'on ait des fruits à volonté.

Avec des cerises aigres on procède de même en observant les proportions suivantes pour 100 litres :

Cerises aigres.	25 kilogr.
Sucre	12 —
Eau-de-vie.	2 litres

Pour les cerises douces on met en plus :

Crême de tartre en poudre . .	100 grammes
Acide boracique.	20 —

ZABOROWSKI. Boissons hygiéniques.   8

On peut toujours ajouter, pour la couleur et le bouquet, une quantité de cerises noires, des framboises ou *25 grammes d'iris en poudre.* Ces recettes peuvent servir de types pour les autres boissons de fruits. Mais nous n'avons encore parlé que des fruits rouges.

Sixième recette : vin d'abricots, de prunes, de pêches, de coings.

Le vin de Coings est des plus simples à fabriquer, le coing contenant beaucoup de tanin et étant un des fruits les plus parfumés. Il faut bien pour le faire un fruit par litre de liquide au moins. Si l'on ne dispose que de fruits de petite espèce (d'Angers) il en faudra bien deux.

On se borne à couper ces fruits en quatre pour enlever les pépins et on les jette dans l'eau bouillante. Il est bon de maintenir l'eau presque bouillante pendant environ une demi-heure pour que les fruits s'amollissent complètement. On laisse au repos ensuite pendant une heure ou deux ou plus encore. L'opération qui suit est la plus longue, si on opère sur des quantités ; mais il vaut mieux fabriquer par petits barils. Cette opération consiste à réduire les coings en pulpe et à les passer. Ils se réduisent eux-mêmes à cet état sous la pression de la main, lorsqu'on les tord dans un linge comme on le fait avec les groseilles cuites pour confiture. La pulpe qui reste sur le linge ne représente en somme qu'une faible partie du volume du fruit, et peut être jetée. A l'eau de cuisson et au liquide exprimé, mêlés ensemble, on ajoute le restant de l'eau à employer, eau dans laquelle on a fait au préalable dissoudre du sucre dans la proportion de 125 grammes par litre de boisson à faire, et le sel dans la proportion d'un gramme seulement. Un peu de levure de bière détermine de suite la fermentation qui, en cave, dure plus d'une semaine et même plus de deux. On peut consommer quinze jours après que la fermentation est terminée. Si l'on conserve en baril fermé cinq ou six mois, le vin ensuite peut être utilement mis en bouteille. Nous avons cependant mis en bouteilles après trois semaines et obtenu une boisson pétillante et sucrée. Nous mettons avant la fermentation un peu de cannelle et quelques clous de girofle. On peut arrêter cette fermentation et prévenir toute altération par l'addition *d'un peu* d'eau-de-vie.

Le vin d'Abricots est plus fin que celui de coings. Sa préparation n'est guère plus compliquée. Pour 100 litres d'eau, on prend :

Abricots	30 kilogr.
Sucre	25 —
Sel	60 grammes
Acide borique.	50 —
Bitartrate de potasse . . .	250 —

On ne fait qu'enlever les noyaux des fruits et on jette dessus plus du tiers de l'eau à employer, après y avoir fait dissoudre le sucre. Cette première eau est décantée après un repos de trois heures. Et alors on réduit les abricots en pulpe. On délaye ensuite cette pulpe et on la mêle peu à peu au reste de l'eau en ajoutant le sel, le bitartrate de potasse et l'acide borique, préalablement fondus dans l'eau bouillante. On réunit à ce liquide la première eau sucrée et déjà imprégnée du parfum d'abricot, on brasse quelque peu et on abandonne le tout à la fermentation. Celle-ci dure de huit jours à trois semaines. Quelques jours après qu'elle est terminée, on soutire et exprime la marc. On ajoute à volonté un peu d'eau-de-vie, un litre au plus. On enferme à demeure dans de petits barils bien pleins. Et après deux ou trois, ou quatre mois, on a un des vins les plus agréablement parfumés qu'on puisse boire.

Le vin de Pêches et le vin de Prunes ne sont guère moins bons. Et ils se préparent de la même manière.

A part les deux premières recettes, les boissons de

fruits que nous venons de passer en revue sont presque l'équivalent de nos vins des grands crus. Par rapport au prix de bien des petits vins et eu égard à leur préparation, elles peuvent passer pour des boissons de luxe. On peut les faire d'ailleurs très capiteuses, en n'employant, pour tous fruits en général, *qu'une quantité d'eau égale en poids aux fruits eux-mêmes et additionnée de sucre dans la proportion de 125 à 200 grammes par litre,* sans autre ingrédient.

Ces boissons de haut goût sont, pour ainsi dire, et à tort d'ailleurs, rarement employées, à cause surtout du prix de vente des fruits qu'on emploie à leur fabrication. Par rapport aux autres boissons de fruits ce sont donc presque des boissons de luxe. Mais pour ceux qui récoltent des fruits ou en ont à bon marché, elles constituent une ressource inappréciable, même là où pousse la vigne. Il y a encore toute une série de boissons de fruits, d'une préparation plus expéditive et d'une consommation plus usuelle. Ce sont d'abord les boissons de fruits sauvages.

BOISSONS DE FRUITS SAUVAGES

Les fruits sauvages coûtent seulement la peine de les ramasser. Ils peuvent d'ailleurs ainsi, en de certains cas, coûter plus cher que des fruits cultivés. Les PRUNELLES ramassées en octobre, dans leur pleine maturité, se vendent, sur certains marchés, un franc le grand panier. Ce n'est pas cher, étant donné le temps nécessaire pour les ramasser; mais un panier de pommes qui ne coûte souvent pas beaucoup plus, peut faire bien plus de profit.

Les *prunelles s'emploient telles quelles ou de préférence séchées ou passées au four. On met dessus, au plus, deux fois leur volume d'eau et on laisse fermenter.* Cela fait une boisson sèche, âpre, désaltérante, mais impossible à recommander aux estomacs délicats.

La boisson de CORME vaut beaucoup mieux. Elle est d'ailleurs bien plus employée; tout le monde en boit dans les pays où pousse le cormier, un des plus beaux arbres que nous connaissions. *On coupe les fruits, très bons à manger d'ailleurs, une fois blettis comme les nèfles, et on les passe au four, ce qui n'est*

pas d'ailleurs indispensable. On les fait ensuite macé-
rer dans une fois et demie leur volume d'eau; en ton-
neau fermé pendant un mois.

Il y a tout avantage à mêler ensemble divers fruits
sauvages, et en particulier des Mures, fruits très sucrés,
avec des *prunelles* et des *cormes*. Sur ce mélange,
on peut mettre deux et trois fois son volume d'eau,
et la boisson obtenue est même de garde si, pour
100 litres d'eau, on l'additionne de 100 grammes de
sel et de deux à trois litres d'eau-de-vie. En Perse, on
fait avec les mûres des liqueurs recherchées. Avec le
fruit du mûrier on obtient aussi une bonne boisson.
Elle ne se conserve pas, mais peut se transformer en
vinaigre.

Avec les *cormes* à l'état frais ou séchées, on peut
encore mêler d'autres fruits séchés, telles que pommes
et poires, comme on en prépare dans nos campagnes
pour être cuites l'hiver à la manière des pruneaux.
On prend deux tiers de ces fruits secs pour un tiers
de cormes, ou inversement. *20 à 30 kilogr. de ce*
mélange suffisent pour 100 litres d'eau.

Avec le Genièvre, on fait une boisson qui se rapproche du type de la bière. Pour 100 litres d'eau, il faut :

Baies de genièvre	12 kilogr.
Miel.	2 —
Orge ordinaire torréfié . .	3 —

On ne préférera cette boisson à celles que nous avons passées en revue que dans les pays du Nord, montueux et boisés, où le genévrier abonde; que là enfin où l'on est familiarisé avec le goût vert, résineux et corsé de la baie de genièvre.

CHAPITRE V

I

LE CIDRE. — L'usage du cidre s'est considérablement étendu en France depuis les désastres des
vignobles du Midi. Un peu partout et jusque dans le
sud-ouest, on fait des plantations de pommiers.
Lorsque le vignoble sera reconstitué, ce qui pourrait
bien ne pas tarder beaucoup maintenant, les producteurs de vin auront donc à compter avec les producteurs de pommes.

Il y a des cidres de toute qualité, et il y en a qui
valent largement un bon vin. Mais tel n'est certes
pas le cas de la plupart des cidres du commerce et
surtout des cidres des débitants de la Normandie, à

20 centimes la carafe. C'est une boisson populaire,
saine, hygiénique par rapport à toutes les liqueurs
alcooliques dont il se fait une consommation excessive, mais elle n'est pas tonique. Lorsqu'elle est douce
et sucrée, on risque d'en boire outre mesure sans se
désaltérer, et débiliter son estomac du même coup.
Lorsqu'elle est acide, ce qui a lieu presque toujours
lorsqu'on ne la met pas en bouteille, elle ne convient
pas du tout aux estomacs délicats. En général, enfin,
nous parlons des cidres communs du commerce, elle
vaut bien moins que la plupart des boissons de fruits
dont nous avons donné les recettes dans le chapitre
précédent. Mais comme les autres boissons de fruits
on peut la fabriquer chez soi dans des conditions qui
assurent sa bonne qualité. Son faible degré alcoolique
rend d'ailleurs son transport quelquefois funeste à sa
conservation. Les pommes à cidre au contraire se
transportent aujourd'hui sans difficulté à d'assez
grandes distances, par wagons complets et de préférence par bateaux. Les choisir de variétés différentes,
et autant que possible s'assurer d'une proportion
de pommes amères. Lorsqu'elles exhalent une forte
odeur de fruits, c'est une garantie de bonne qualité.

Les ménages se contenteront presque toujours des pommes de pays quelles qu'elles soient ou de celles qui se trouvent en assez grande quantité sur les marchés importants. Ces pommes sont pour la plupart des pommes à manger, celles-là seules valent réellement le transport. Il est évident qu'elles ne sont pas les moins bonnes bien que susceptibles de fournir un cidre un peu fade quoique plus sucré.

La fabrication du cidre se fait en trois opérations : le broiement du fruit, le pressurage et la fermentation (1).

Pour les deux premières opérations les machines ne manquent pas ; mais elles sont pour la plupart de grand modèle, encombrantes, coûteuses et d'un transport difficile. Ainsi les plus petits pressoirs de l'importante maison Mabille, d'Amboise, dits *pressoirs de ménage*, ne cubent pas moins de 75 litres et coûtent 90 francs sans le transport. Le plus petit concasseur de pommes de la même maison coûte le même prix. Or le bon cidre du commerce revenant à 0 fr. 25 le litre tout rendu, avec l'argent seul des deux machines

(1) Voy. Lailler, *Etude sur le cidre*, 1876.

indispensables pour le fabriquer, on peut en acheter 800 litres. Le transport peut augmenter l'importance de cette première mise dans une proportion considérable. On voit par là ce qu'il faudrait consommer de cidre dans un ménage avant de rattraper les frais de l'outillage nécessaire à sa fabrication. Il peut suffire pour les besoins de tout un village.

Des fabricants intelligents se sont mis d'ailleurs à fabriquer de véritables petits pressoirs de ménage. Nous en avons vu un modèle, présenté par une maison de Rouen, à la récente exposition des cidres à Paris.

A l'*Exposition universelle* figurent des pressoirs très élégants de toutes dimensions de la maison Duscher de Wecker (Luxembourg) et des petits pressoirs, depuis 12 fr. à 40 fr., de M. Marmonnier, de Lyon.

En outre, dans la pratique et pour de petites quantités on peut se passer du moulin, écraseur ou concasseur de pommes; difficilement d'ailleurs. On peut réduire en effet les pommes en pulpe, en les coupant d'abord et en les pilant dans un baquet. Lorsqu'elles sont plus ou moins réduites en pulpe, on les humecte d'un peu d'eau, soit d'une quinzaine de litres pour dix boisseaux de pommes. On brasse bien ce mélange

pour réduire encore le fruit et lui faire prendre couleur au contact de l'air. On le met sous le pressoir
entre des lits de paille et on extrait le jus. Ce jus est
mis en tonneau à large bonde et abandonné à la fermentation. Celle-ci au début fait rejetter par la bonde
une grande partie de la pulpe que le jus contient.
Aussi, surmonte-t-on la bonde d'un entonnoir gril-
lagé. La fermentation terminée, on ferme le tonneau.
On peut soutirer un mois après. Pour le clarifier à
ce moment on jette dessus en brassant un mélange
composé d'un peu de blanc d'Espagne écrasé et délayé
dans de l'eau et 10 grammes de soufre pour environ
120 litres. On y mêle encore, pour obtenir qu'il reste
doux et se clarifie, environ 100 grammes de sel de
cuisine.

Le marc de pommes qui reste sur le pressoir peut
donner un cidre de seconde cuvée. Il suffit pour cela
de l'émietter de nouveau, de le réduire en parcelles
plus petites et d'en faire une pâte avec de l'eau. Le
cidre de seconde cuvée traité de la même manière peut
valoir le premier. On peut l'allonger en y ajoutant de
l'eau et du sucre.

On peut faire enfin en outre une boisson de

pommes et de poires, par infusion, dans le genre des boissons de fruits décrites plus haut. La plus simple manière de la fabriquer consiste uniquement à *recouvrir* d'eau des pommes et des poires coupées en quatre. Il est d'ailleurs permis de mettre plus d'eau comme nous l'avons vu, en ajoutant de la cassonnade et de l'eau-de-vie.

Si on laisse les fruits dans leur entier, en les piquant seulement, on peut obtenir une boisson de réserve ou de conserve, en tenant le tonneau où on les a mis bien plein et bien fermé.

Par la mise en bouteilles des cidres doux et des poirés on obtient une boisson pétillante et mousseuse qui est extrêmement agréable, nourrissante, tonique et plus digestive que le cidre ordinaire. Certains cidres mis en bouteilles rivalisent avec les vins de Champagne. Mais celui qui se livre à cette opération doit se résigner d'avance à perdre beaucoup de bouteilles. La fermentation secondaire et le dégagement d'acide carbonique qui s'opèrent dans les bouteilles en font en effet éclater beaucoup.

Enfin il est possible de faire avec du poiré un véritable vin, supérieur à la plupart des vins blancs ordi-

naires. Voici la recette qui est recommandée à cet effet :
Les poires écrasées et pressées comme à l'ordinaire, on
fait chauffer le jus à 40° environ, on y jette alors
10 kilogrammes de raisin sec pour 100 litres de
liquide et on laisse macérer douze heures après avoir
enlevé du feu. On écrase ensuite le raisin gonflé et on
abandonne le tout à la fermentation. Celle-ci terminée, on soutire et on garde en fût quatre à cinq
mois. En augmentant la proportion des raisins, on
peut additionner d'eau et avoir encore une boisson
bien supérieure à beaucoup de vins.

II. DES BOISSONS DE RAISIN SEC

On a dit à la fois beaucoup de bien et beaucoup de
mal de ces boissons.

Nous ne recommanderons pas les vins de raisin sec
du commerce, parce qu'ils ne sont ordinairement
qu'une falsification des vins de vendange, dont les
·raisins secs eux-mêmes ne sont qu'un des éléments (1).
Mais comme boisson de ménages, le vin de raisin
sec peut rivaliser avec n'importe quelle boisson hygié-

(1) Voy. Antoine de Saporta, *la Chimie des vins,* 1889.

nique, s'il n'est pas supérieur à la plupart d'entre elles. Il est en effet, à l'état naturel, sans tanin et sans acidité ; c'est un défaut au point de vue commercial ; il manque de vinosité ; il est liquoreux, grisâtre, médiocrement clair, et n'a que le parfum du raisin séché. Mais c'est, à un autre point de vue, un avantage, car il ne charge pas l'estomac et est très digestif. Il faut bien se dire en effet qu'il provient uniquement de la fermentation du sucre de raisin, que sa base est en conséquence de l'alcool vinique et que s'il ne renferme pas tous les éléments, il ne renferme du moins que des éléments du vin naturel. Au point de vue alimentaire et digestif il est de beaucoup supérieur à tous les petits vins âpres du nord de la Loire et des bords du Rhin. Il ne mérite donc pas le dédain dont on se plaît quelquefois à l'accabler.

Comme boisson de fruits, c'est une des plus commodes sinon des moins coûteuses à fabriquer. C'est celle aussi qui est le plus capable, comme similaire du vin de raisin frais, de plaire à tous les goûts, à tous les estomacs. Après expérience, nous conseillons l'emploi des raisins les plus sucrés et dont l'écorce est la plus tendre, ou ne se conserve pas intact. Les gros raisins fermes n'abandonnent leur sucre que peu à peu et ne se prêtent pas ainsi à une fermentation active, promptement et d'un seul coup terminée. Même en les soumettant à l'écrasement après macération, on subit avec eux une perte inévitable qui n'est pas compensée par la différence de son prix d'achat.

Les raisins secs à préférer sont donc les petits raisins de Corinthe.

Première recette de vin de raisin sec.

Avec 100 kilos de ces raisins on peut faire 400 litres de vin titrant 8° d'alcool, ou à volonté, 3oo litres titrant 10°. Dans un fût ordinaire dont un des fonds est enlevé ou scié, après avoir posé à sa partie inférieure un robinet dont l'entrée est préservée de l'obstruction par un treillis, un fagotin ou une bande de flanelle, on met le raisin, 25 kilos pour 100 litres. On jette dessus la presque totalité de l'eau nécessaire et on laisse macérer deux jours en brassant au moins deux fois par jour. Ensuite, on prend la température de l'eau et on la chauffe à 22°, soit en allumant un poêle dans le voisinage du tonneau, soit, ce qui est plus expéditif et permet d'opérer dans une cave, en jetant sur le liquide, successivement, de petites quantités d'eau bouillante. Sitôt que le liquide est porté à 20 ou 22° la fermentation s'établit. Elle dure de six à douze et quinze jours, selon la saison ou la température extérieure. Dès qu'elle est terminée on fait un premier soutirage en tonneau *non* hermétiquement fermé. Le vin se clarifie de lui-même beaucoup et peut être bu tel quel après quinze jours ou un mois. Mais si l'on compte le conserver un peu de temps et en rehausser la qualité, il est préférable de le soutirer de nouveau après un mois, en le filtrant à travers une manche de flanelle, ou après l'avoir collé avec de la colle de Flandre, des blancs d'œufs ou de la poudre de sang. Il peut être mis en bouteille où il devient mousseux, ou gardé en fût.

Ce vin, irréprochable, nous le répétons, sauf que son goût liquoreux rappelle les vins cuits ou les vins de liqueurs additionnés d'eau, au lieu de la fraîcheur et du bouquet de nos vins naturels, revient, d'après les prix actuels, de 25 à 35 c. le litre.

Lorsqu'on emploie de gros raisins secs à peau épaisse, il est bon de les faire détremper dans un peu

d'eau chaude seulement, pour pouvoir les écraser soi-
gneusement une fois que l'eau les a gonflés et atten-
dris. Les raisins non égrappés des épiceries ne donnent
qu'une sorte de râpé plutôt que du vin et exige même
l'addition d'une certaine quantité de sucre.

Tous ces vins, nous l'avons dit, sont des vins
blancs ou gris. On les colore souvent avec de la baie
de sureau, qui coûte 2 fr. 50 le kilo, avec un autre
fruit rouge séché, le *maqui*, venu de l'Amérique du
Sud par l'Italie, ou avec de la rose tremière mondée
(200 gr. pour 100 litres). Si l'on tient à ce qu'ils
soient rouges, il est préférable de les colorer, en y
ajoutant de 10 à 20 litres (pour 100) de vin très foncé. Il y a dans le commerce des vins titrant de 12 à
15°, qui se vendent pour cet usage sur le pied de 70 à
95 fr. la barrique. Ce sont les vins de Dalmatie et de
Calabre, et certains vins d'Espagne et d'Algérie. On
peut colorer encore avec du cassis.

Deuxième recette de vin de raisin sec.

Assez communément on ajoute au vin véritablement naturel dont nous venons d'indiquer la fabrica-

tion, des ingrédients qui en rapprochent très sensiblement le goût de celui du vin de raisins frais, sans en
altérer la valeur hygiénique.

Pour faire une barrique de 120 litres :

Prendre 25 kilos de raisin de Corinthe ou de Smyrne
        350 grammes de bitartrate de potasse en poudre
        75 grammes d'acide boracique
        30 grammes de noix de galle
        90 grammes de sel de cuisine

Du sucre à volonté et selon la force désirée.

Concasser la noix de Galles et la faire infuser dans
un peu d'eau bouillante pendant vingt-quatre heures
en ne se servant que de vases de terre. Faire dissoudre le bitartrate de potasse et l'acide boracique
dans de l'eau bouillante. Mettre enfin infuser le raisin
dans de l'eau tiède additionnée d'une partie de la
dissolution précédente de bitartrate de potasse et d'a-
cide boracique. Fouler le raisin une fois gonflé et
mettre enfin le tout dans un tonneau comme ci-dessus
avec toute l'eau nécessaire et le sucre préalablement
fondu (soit une dizaine de kilog.). Inutile de sucrer,
si l'on doit colorer avec des vins capiteux. Préparé de
la sorte, le vin de raisin sec peut se conserver comme

tout autre vin naturel de premier choix, et il en ac-
quiert toutes les qualités.

On peut diminuer presque à volonté la proportion
de raisins secs (jusqu'à 5 kilos pour 100 litres), en
augmentant celle du sucre proportionnellement, ou
en ajoutant de l'eau-de-vie. Il n'y a pas d'avantage
appréciable à faire cela, le bon raisin sec de Corinthe
valant du sucre presque pour les deux tiers de son
poids et coûtant moins cher.

Troisième recette de vin de raisin sec.

Si l'on est à même de le faire, il y a de grands avantages à remplacer tous les ingrédients énumérés ci-
dessus par une certaine quantité de raisin frais. A
l'heure qu'il est et dans les mauvaises années surtout,
la plupart des producteurs de vin, notamment dans
le Centre. l'Ouest et le Nord, mettent sur leur vendange des quantités souvent considérables de sucre ou
de sirop de fécule. Les sucres, non fondus au préalable, déterminent souvent des fermentations secon-
daires; les sirops de fécule engendrent d'autre part
des alcools supérieurs plus ou moins toxiques. Il
serait donc préférable de beaucoup d'ajouter des rai-

sins secs aux vendanges d'une maturité ou d'une qualité insuffisante.

C'est dire quel vin parfait on peut faire avec un peu de bonne vendange, et par exemple une petite quantité de raisin de table et du raisin sec. On peut, pour les proportions de l'un et de l'autre, suivre son goût ou les circonstances où l'on se trouve. Ainsi il est possible de tirer un très grand profit de la récolte de raisin d'un jardin ordinaire à fruits. Le plus simple est de mettre partie égale en poids de raisin frais non égrappé et de raisin sec. Soit pour une barrique de 120 litres :

10 à 15 kilos de raisin sec
et 15 à 20 kilos de raisin frais

On traite le raisin sec comme ci-dessus et on foule et écrase le raisin frais. On mêle et on ajoute l'eau additionnée de quelques kilos de sucre.

On peut naturellement traiter ce mélange lui-même de toutes les façons dont on traite le raisin sec seul. Et avec les ingrédients que nous avons énumérés ci-dessus on obtient un vin plus corsé et d'une conservation plus sûre.

On peut traiter enfin le raisin frais seul de la même manière que le raisin sec pour en augmenter le rendement. Dans ce cas et, pour 100 litres d'eau, il faut 100 kilos de raisin, une quinzaine de kilos de sucre, 300 gr. de bitartrate de potasse, 60 gr. d'acide borique, 30 gr. de noix de galle et 100 gr. de sel de cuisine. Beaucoup de personnes préféreront sans doute cette boisson de fruits là à toutes les autres. Nous n'avons certainement aucune objection à faire à leur goût. Elle peut d'ailleurs être une des plus économiques. Sa vinosité permet en effet de l'additionner d'eau au moment de la boire, comme le vin ordinaire.

CHAPITRE VI

La bière, sa fabrication, sa composition. Des avantages de son usage et des affections que son abus peut engendrer ou favoriser. Son prix. Les bières de ménage. La bière des brasseurs. Cinq formules de bière de ménage. Des matières médicamenteuses et des aromates qui peuvent entrer dans la composition des bières de ménage.

Au type de la bière se rattache toute une catégorie de boissons d'une importance aussi grande que celle du vin, et d'un usage aussi ancien et aussi répandu.

Aujourd'hui, cependant, le nom de bière n'appartient en propre et légitimement qu'à la boisson fermentée obtenue avec l'orge et le houblon exclusivement.

D'autres céréales sont employées pour faire la bière, l'avoine en particulier, ainsi que le maïs et le riz. Mais c'est l'orge qui offre le plus d'avantages, tant au point de vue du prix de revient par rapport à la matière utilisable qu'elle fournit, qu'au point de vue de la facilité de sa germination et de la transformation de son amidon en sucre. Toutes les orges bien venues sont bonnes. Les brasseurs anglais se servent presque exclusivement de l'orge Chevalier, à grain plus blanc et à écorce plus mince, et qui est de plus en plus cultivée en France.

BIÈRE DES BRASSEURS. — On met l'orge tremper environ trente-six heures dans une cuve, sous 20 cent. d'eau. On a soin d'enlever les poussières et les grains qui surnagent et de renouveler l'eau de six à huit fois. Les grains gonflés par l'absorption de 50 % de leur volume d'eau, sont, une fois égouttés, portés à germer dans une cave dallée, sur le sol de laquelle on les étale sur une épaisseur de 60 cent. Alors, sous l'influence de la germination, leur amidon se dédouble en sucre de malt ou maltose, et en substance très voisine, la dextrine. Dès que le germe est sorti et sans attendre plus longtemps, on leur fait subir un séchage à une température de 55 degrés environ. Ils sont ensuite criblés pour détacher et rejeter les radicelles, et mis au sec ; ils peuvent être ainsi conservés. C'est alors le *malt*, objet d'une fabrication distincte et séparée.

Les autres opérations sont moins délicates que celle-là. C'est d'abord le *brassage* proprement dit.

Le malt est jeté dans des cuves dans les proportions de 1.000 litres pour 25 hectolitres de liquide. On ne met d'abord qu'un tiers de l'eau à 32 degrés environ. Puis, après avoir agité quinze minutes, on ajoute le reste en brassant toujours et en portant le liquide à une température de 68 à 75 degrés au plus. Le brassage dure deux heures environ. Après quoi, les grains sont comme vidés de leur contenu. Ce que le liquide, passé alors au tamis, abandonne, est la *drèche*, qui peut encore servir pour de petites bières, mais qui est le plus souvent donnée aux bestiaux. Le liquide lui-même, sucré dès lors, prend le nom de moût.

Les brasseurs ajoutent à ce moment au moût, pour rendre la bière plus alcoolique, du sucre de fécule ou glucose, en proportion souvent très élevée. En principe, le moût doit être mis tel quel à bouillir avec le houblon. La proportion du houblon doit être de 400 gr. à un kilo par hectolitre, soit de 9 à 15 kil. pour 25 hectolitres.

L'ébullition du mélange est prolongée environ trois heures ; elle ne dispense pas d'agiter de nouveau presque constamment.

La température du liquide, mis ensuite à refroidir

dans des auges, est ramenée à 20 degrés. La levure de bière, délayée au préalable, est ajoutée enfin dans la proportion de 200 grammes par hectolitre. Il ne faut pas laisser le liquide descendre au-dessous de 15 degrés pour que la fermentation commence de suite.

Il y a, toutefois, deux sortes de ferment, deux sortes de levure que les brasseurs distinguent avec grand soin. Le premier détermine une effervescence rapide qui élève la température à 21 et à 28 degrés. C'est le ferment *supère*. Il détermine la formation d'une mousse abondante au-dessus du liquide, et c'est en passant cette mousse dans un linge qu'on prépare une nouvelle levure. La fermentation est finie dès que le bouillonnement cesse. Le second ferment est *infère*. Il se plaît à des températures de 7 à 12 degrés et n'élève la température du moût qu'à 13 ou 14 degrés. Il met plusieurs jours à opérer ses transformations. Les bulles de gaz qui s'échappent de ses cellules les soulèvent sans les remonter à la surface. Ces cellules font ainsi un mouvement alternatif de haut en bas de plus en plus court et plus rapide. L'opération terminée, elles restent couchées au fond de la cuve au lieu de faire mousse au-dessus.

Les brasseurs préfèrent ce second ferment qui agit plus lentement, et leur permet de mieux surveiller la transformation alcoolique.

Après la fermentation, il n'y a plus qu'à coller, soit avec de la colle de poisson, 30 gr. par hectolitre, soit avec des blancs d'œuf battus.

On se rend compte, par ce mode de fabrication, des éléments que la bonne bière doit contenir à l'exclusion de tous autres.

Sur 100 parties de liquide, il y a dans une bonne bière :

> 5,10 parties d'alcools.
> 7,23 d'extraits.
> 2,52 de maltose.
> 2,78 de dextrine.
> 0,57 de matières azotées.
> 0,24 de cendres
> 0,08 d'acide phosphorique.
> 0,19 d'acide lactique.

Les qualités nutritives de la bière sont dues à la dextrine et aux matières albuminoïdes qui se présentent sous forme d'extraits et de matières azotées, ainsi qu'à la présence de l'acide phosphorique. Le houblon, qui a pour effet d'abord de modérer la fermentation et de donner de la consistance au liquide, lui communique en outre, par son principe amer, des propriétés toniques, digestives ou légèrement excitantes. Il en favorise aussi la conservation par son principe astringent. Mais les bières, en général, ne se conservent pas ou se conservent peu. Tirées à même le fût, elles s'aigrissent assez rapidement au contact de l'air; elles perdent plus rapidement encore leur parfum d'orge cuite, leur saveur fraîche et leur qualité digestive. Il y aurait donc quelqu'avantage à les mettre en bouteilles, si cette opération, qui n'assure pas non plus leur conservation pour un temps indéfini, n'était pas onéreuse, eu égard à leur valeur intrinsèque. La mise en bouteilles n'est donc de règle, en dehors des nécessités du transport et du débit intermittent, que pour les bières très fortes ou qu'on veut rendre plus pétillantes et plus mousseuses.

La bière est recommandée presque sans réserve comme une boisson très hygiénique. Les personnes qui ont un estomac délicat en font usage avec profit. Les dyspeptiques abandonnent pour elle l'usage du vin, fréquemment. Elle offre sans doute, elle aussi, parfois des inconvénients. Elle peut aggraver un état dyspeptique confirmé. Les personnes habituées au vin ne la supportent pas toujours bien. Elle s'emploie surtout au cours de l'été comme boisson rafraîchissante. On peut en boire beaucoup dans les grandes chaleurs, sans charger l'estomac et sans s'exposer aux inconvénients qu'offrent dans ce cas de grandes quantités de boissons aqueuses. Mais justement à cause de cela, elle n'étanche pas la soif, et on se trouve ainsi entraîné à en faire un abus. Parmi les buveurs de bière, nombreux surtout en Bavière, il en est qui boivent jusqu'à 20 litres par jour. Or, cette boisson a un effet diurétique marqué ; elle fait uriner promptement et beaucoup. Son usage immodéré ne tarde pas à fatiguer les reins, tout en prédisposant à des dilatations stomacales ; et il peut s'en suivre des altérations assez profondes accompagnées de lourdeurs.

Dans les cas de maux de reins, d'urines chargées, laissant un abondant dépôt après refroidissement, il faut se méfier de la bière, et même en abandonner l'usage, au moins temporairement.

Le prix des bonnes bières est malheureusement encore assez élevé, surtout à cause des impôts qu'elles supportent. On peut cependant en avoir dans Paris

même à 30 et 35 centimes le litre et hors de Paris à
25 centimes qui sont encore en possession de toutes
les qualités hygiéniques qui recommandent cette
boisson. Mais le grand avantage qu'offre la bière en
général, c'est qu'on peut aisément la fabriquer chez
soi, en aussi petite quantité que peuvent l'exiger les
plus modestes installations.

En fabriquant sa bière chez soi, on n'arrive pas
seulement à en réduire le prix de revient presque à
volonté, mais on se préserve en outre de toutes les
falsifications, de toutes les adultérations dont les
bières de commerce sont l'objet. Ainsi des brasseurs
ajoutent jusqu'à 70 °/₀ de sucre de fécule à leur moût.
Ce sucre donne naissance à un alcool qui occasionne
des lourdeurs de tête, des étourdissements. Trop
souvent aussi le houblon est remplacé par des principes amers étrangers: *la narcotine, l'absinthine,* ou
des substances qui n'offrent pas le même arome ou
ont des propriétés différentes ou trompeuses : l'aloès,
le buis, la colchique, la coloquinte, le trèfle d'eau,
la gentiane, etc.

On ajoute encore dans les bières du commerce,
d'ailleurs sans inconvénient, du riz et du maïs non

germé, un peu de glycérine qui donne un goût plus doux, plus de consistance et une mousse plus solide. On ajoute aussi du sel de cuisine pour provoquer la formation de l'acide carbonique.

Ces *tours de main* sont utiles à connaître, car ils permettent d'estimer à leur juste valeur les qualités apparentes qui peuvent manquer aux bières de ménage.

Il existe une quantité innombrable de recettes de bières de ménage. Toutes ne sont certes pas également recommandables. Il nous semble en particulier superflu de se mettre en frais de fabrication pour obtenir des liquides assez insipides ou d'un goût peu agréable qui n'offrent aucun avantage de plus, quand ils ne valent pas moins, qu'une bonne eau pure.

On doit naturellement en principe préférer les recettes où sont compris les éléments de la vraie bière ou des succédanés d'une valeur reconnue. Et d'abord il n'est pas impossible de faire chez soi de la bière des brasseurs. Il existe dans le commerce des appareils pas très coûteux qui facilitent et abrègent les manipulations nécessaires pour cela. Avec ces appareils on peut fabriquer chez soi de 60 jusqu'à 200 litres de bière à la fois.

Ils ne sont pas indispensables, car ils ne peuvent servir qu'à chauffer ou à faire bouillir les liquides. Ce sont simplement de très grands samowars. Ceux de la plus petite dimension contiennent 30 litres et coûtent 40 francs. Les fabricants donnent avec chacun de ses appareils une notice avec les recettes des trois types de bières : celles de Strasbourg, de Paris, de Louvain. Le prix de revient de chacune d'elles ne dépasserait pas en tout cas 0 fr. 15 le litre.

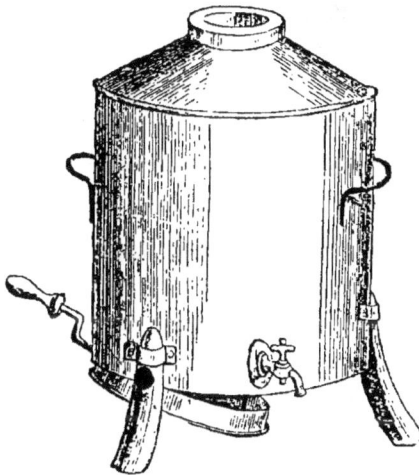

Fig. 24. — *Appareil à bière pour fabriquer soi-même dans les ménages toutes sortes de bières françaises et étrangères* (*).

Prix : Nº 0, pour 60 litres de bière, 40 francs.
          Nº 1, — 100   —   50 —
          Nº 2, — 200   —   60 —

(*) Appareil à bière de la maison S. Charles, 16, quai du Louvre.

ZABOROWSKI. Boissons hygiéniques.   10

Même pour fabriquer seulement 25 litres de bière à la fois on a rarement chez soi des ustensiles de la dimension nécessaire et qui permettent aisément le soutirage des liquides une fois l'ébullition terminée; c'est à ce titre que se recommandent les appareils de la maison Charles.

La seule opération longue et encombrante pour la fabrication des bières de brasseurs, c'est celle que réclame la germination de l'orge. Le mouillage seul des grains réclame deux jours et la germination une dizaine de jours. Mais nous avons dit que cette opération se fait à part et qu'on peut acheter de l'orge l'ayant déjà subie, c'est-à-dire *du malt.*

Voici les proportions pour 50 litres de bière :

Malt, 20 litres (brassage pendant 2 heures à 70°, décantation, mélange du houblon).
Houblon, de 200 à 400 grammes (ébullition de 2 heures).
Levure de bière, 100 grammes (après abaissement de la température à 20°).

La fermentation ne tarde pas s'établir. Elle est en son plein, et devient tumultueuse dès le second jour. La bière est faite dès le troisième jour. On peut la coller pour l'éclaircir de suite. Un ou deux blancs d'œuf battus en neige suffisent parfaitement pour 5o litres et plus. On ne colle pas et on ferme de suite hermétiquement si l'on veut de la bière bien piquante et mousseuse.

Il y a tout avantage à ne préparer la bière de mé-. nage que par petites quantités. Car, nous le répétons, elle se conserve peu, surtout quand on ne peut pas la maintenir à de très basses températures. Et c'est malheureusement une raison de plus de se méfier de celle du commerce, lorsqu'elle vient de l'étranger, car elle contient du salicylate de soude, dangereux dans les cas d'affections des reins ou de la vessie.

Il est plus expéditif, au lieu de demander le sucre nécessaire pour la fermentation alcoolique, au grain transformé par la germination, de l'ajouter au grain simplement torréfié. C'est ce qui se fait habituelle- ment pour presque toutes les bières de ménage.

Les plus saines de ces bières sont encore celles qui sont faites le plus simplement et qu'on pourrait qua- lifier de tisanes d'orge et de houblon.

Première formule de bière de ménage.

On fait dessécher au four ou dans une poêle 4 ou

5 kilogrammes d'avoine ou plutôt d'orge. On écrase. On verse dessus 25 litres d'eau à 80 ou 90 degrés. On laisse reposer, on décante et on lave le marc avec 20 litres d'eau froide qu'on ajoute au liquide déjà obtenu, après une nouvelle décantation. On mêle ensuite à ces deux infusions, 6 kilos de mélasse délayés dans 30 litres d'eau tiède et une demi-livre de houblon. On brasse, on met de la levure de bière (200 gr.) et on laisse fermenter. Cette bière est clarifiée dans la quinzaine et l'on peut boire.

Il y a d'ailleurs plus d'un avantage à faire entrer dans la composition de ces bières d'autres ingrédients, qui en relèvent l'arome ou en augmentent les qualités digestives. Ainsi les graines de coriandre, qui sont stimulantes, carminatives, c'est-à-dire contraires aux flatuosités de l'estomac, en corrigent heureusement la froideur. On emploie également et à la fois l'écorce d'oranges amères, c'est-à-dire vertes, ou tout simplement des zestes séchés des oranges que nous mangeons. On emploie encore, soit pour ajouter à l'action du houblon, soit pour le remplacer, de la racine de gentiane, qui renferme un amer puissant et qui, tonique et vermifuge, peut préserver des dilatations sto-

TABLE DES MATIÈRES

CHAPITRE IV

CHAPITRE V

CHAPITRE VI

Tours, imp. E. ARRAULT et Cⁱᵉ.

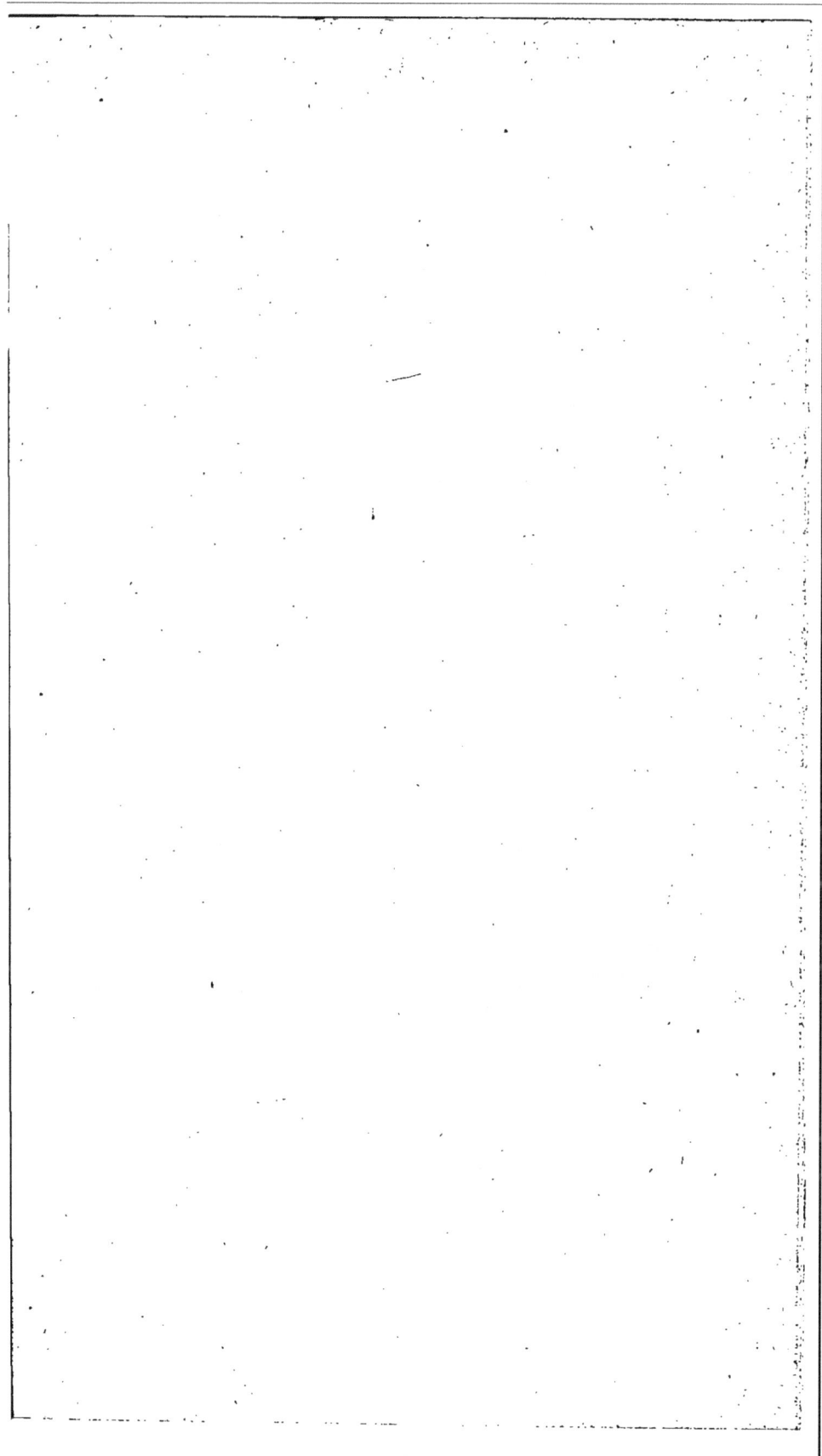

LIBRAIRIE J.-B. BAILLIÈRE ET FILS

TOURS. — IMPRIMERIE E. ARRAULT ET Cie.

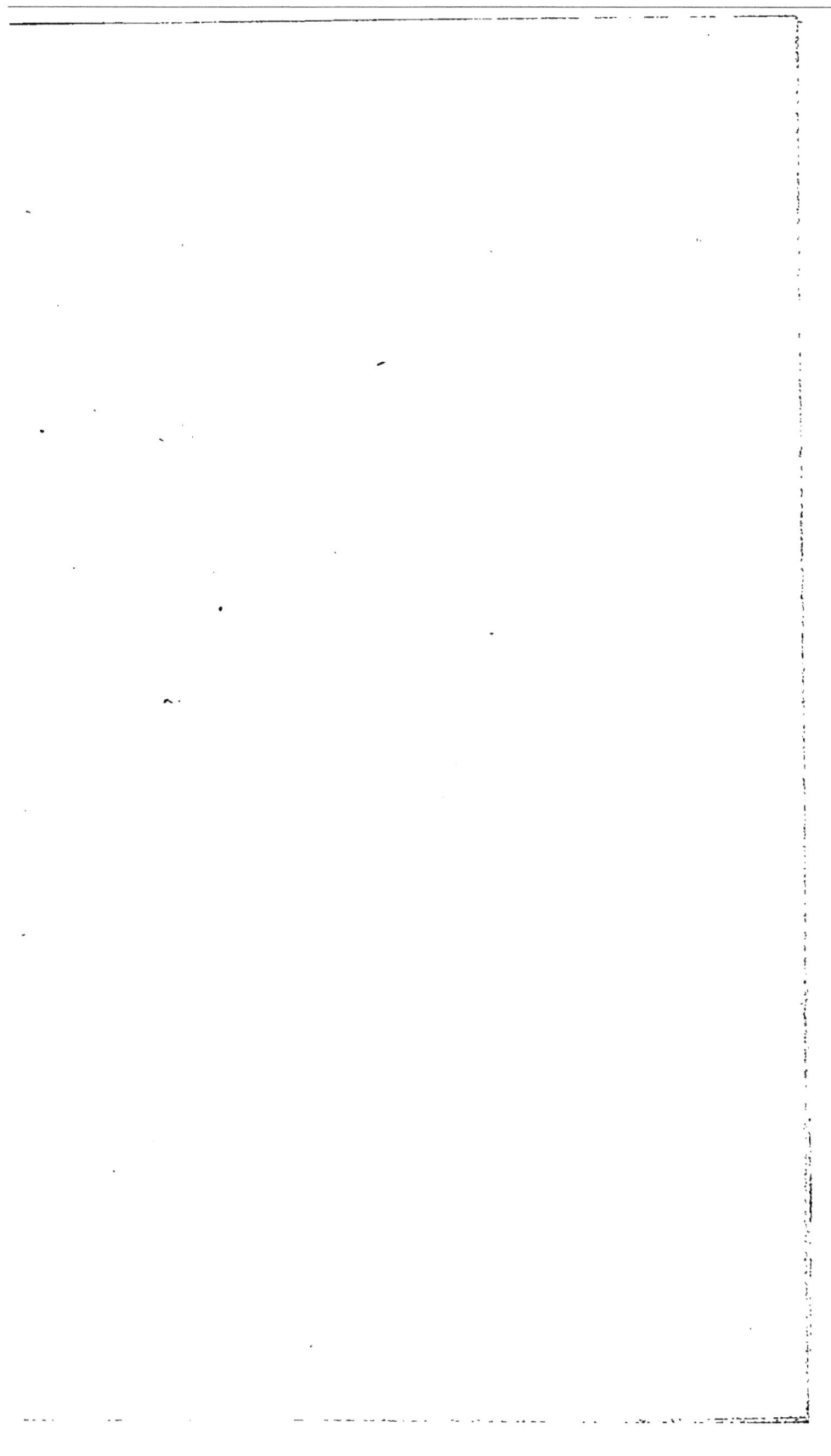

www.ingramcontent.com/pod-product-compliance
Lightning Source LLC
Chambersburg PA
CBHW071857200326
41519CB00016B/4425